シリーズ【看護の知】

いかにして患者の「気持ちいい」は生まれるのか

島田多佳子

日本看護協会出版会

はじめに

　鍵のかかったデスクの中にしまわれていた博士論文のデータを読み返したとき、まるで、つい最近のことのように、あのとき、研究にご協力いただいた患者の皆様との対話の感触がよみがえる体験をしたのがうれしかった。その感覚を大切にしながら、患者の所作やその場の雰囲気を感じながら、論文の記述を進めた。博士論文の完成が近づいたとき、擦り切れたメルロ＝ポンティの書籍のページの一部が、ポロリとデスクの下に落ちてしまうのに気づきながらも、記述をし続けた。

　現象学的研究を初めて手がけて感じたことは、先の見えない闇に入りながらも、現象学という方法論に取り組むことを決意した際に感じた覚悟と、ある種の切なさが交叉する中で、それでもなお自身のテーマに関する「現象の探求」という熱い思いの灯を胸に抱きながら、記述をし続ける以外に光を見ることはないということだ。

　本書の元となった論文は、2015年3月に聖路加国際看護大学に提出した博士論文であり、書籍化にあたって一部、加筆・修正等を行った。博士論文を提出するまでに長い年月を要してしまった。決して順調とは言えない博士論文提出までの道のりについて、編集部より「博士論文作成までどのように進めたらよいか困っている人が意外に多いようだ。無理でなければ、ご自身の提出までのスケジュールを示していただきたい」との要請があった。現象学的手法を手がかりに博士論文に取りかかっているけれども、思うように進まないという方々に対して、本書をお読みいただいたことで少しでも安心感につながるのならば、と思い、ここで自身の論文提出までの経過について触れてみたいと思う。

　論文の主テーマについては、博士後期課程入学前後に「気持ちいい」の探求ということに決め、その後テーマ自体に変わりはなかったが、問いの立て方には変化が生まれた。それは、入学後1年目であった。当初は生理的指標を用いて「気持ちいい」をとらえ、気持ちいいケアを提供した際のケアの検証を試みようとしていた。1年目は、「概念分析」や「研究方法」の課題を通して、自身の関心のあるテーマの主要概念がどういったものであるのか、自身の探求したいテーマは、どのような研究手法によって明らかにされうるのか、といったこと

を追及していく時期でもあった。

入学1年目は、入学前に組み立てた自身の探求方法をみつめ直す重要な時期にあたる。順調にいけば、1年目の後期までにはテーマと研究手法が決まり、1年目後半から2年目にはプレテストやフィールドワークを行い（その成果を論文にまとめるなどの人も多い）、その成果を踏まえ、2年目に研究計画書および倫理審査を受け、審査が通った後、2年目の途中や3年目の前期に本研究のデータ収集（収集にどれだけ期間を要するかは、研究手法やデータ収集先の状況による）・分析等に取りかかり、その後、博士論文審査・最終試験の合否を受ける、といったところであろう（個々の大学や研究手法等によりスケジュールは異なるため、参考程度にとどめていただきたい）。

しかしながら、自身の場合、「概念化」のところで立ち往生したことに加え、在学中の出産もあり、日常生活に没頭した日々から「思考を重ねていく探求姿勢」への移行がスムーズにはいかなかったように思う。出産後、概念分析の再挑戦、類似概念の文献的検討、質的研究方法の再検討、現象学の勉強、本研究での哲学的手がかりとなるメルロ＝ポンティの著作の熟読等々に2年を要した。その後、フィールドワークを行い、2か月後に研究計画書の提出、審査での承認、大学院・データ収集先の倫理審査の申請・承認が下りた後、翌月からデータ収集を行った。データ収集期間には8か月半を要した。その後、大学教員の職に就き、まとまった記述（分析にあたる）の期間がとれたのは、就職後、しばらく経った後となった。記述期間には半年近くを要した。このような経過は例外といってもよいだろう。今でも、本研究の考察（本書では「Ⅲ 患者の語りからみえてきたこと」）の着地点など、気になるところもあるが、私の現在の力量の限界である。

書籍化にあたっては、博士論文を研究者でない一般の看護職が読みやすいように、平易な記述やイラスト等を多用して単行本として出版したい、との旨を出版社の担当編集者より伺った。イラストによって、一部、因果関係のような解釈になってしまわないか危惧した点もあったが、読み手のわかりやすさという趣旨を優先した次第である。これを機に、様々な博士論文が臨床の看護師の方々に読まれるきっかけになればと思う。

2017年8月　**島田　多佳子**

目次

はじめに......2

I プロローグ 7
── 患者の「気持ちいい」体験を探るために

1 患者の「気持ちいい」体験とは......8

2 「気持ちいい」をめぐる現状......9

3 患者の「気持ちいい」を探る──研究の開始......10

II 患者の語り 15

樋口さんの語り

1 樋口さんの状態......16

2 「気持ちいい」の生起の仕方......20

3 「気持ちいい」とその拡張......31

4 「気持ちいい」を語り、考えをめぐらす......46

5 気づかなかったことに気づく......62

有馬さんの語り

1 有馬さんの状態......77

2 「気持ちいい」の生起の仕方......84

3 比喩的表現で語られる「気持ちいい」......98

4 「気持ちいい」ときの思い......110

5 「気持ちいい」の世界......114

菅原さんの語り

    1   菅原さんの状態————132

    2   「気持ちいい」の生起の仕方————138

    3   比喩的表現で語られる「気持ちいい」————149

    4   看護師の配慮や信頼感に気づく————164

III　患者の語りからみえてきたこと　　171

    1   「気持ちいい」体験の生起の在りよう————172

    2   「気持ちいい」を語ることから生起されるもの————193

    3   看護場面に生かすために————200

[解説]「このひと」の「気持ちいい」のために——杉本隆久————203

Appendix［付記］　　209

I   文献の探求————210

II   方法論の探求————220

III   研究の具体的な方法————224

おわりに————230

執筆者紹介

島田 多佳子(しまだ・たかこ)

東京医療保健大学 医療保健学部看護学科 准教授

1992年慶應義塾看護短期大学卒業。2002年聖路加看護大学看護学研究科博士前期課程(修士課程)修了。修士(看護学)。2015年聖路加国際大学看護学研究科博士後期課程修了。博士(看護学)。
1992年慶應義塾大学病院病棟看護師、1997年慶應義塾看護短期大学助手、2002年慶應義塾大学看護医療学部助手、2010年東京医療保健大学講師を経て2013年より現職。

ケアの際の快-不快、気持ちいいを通して、看護ケアの意味を探求している。著書に『患者は医療チームの一員という考えの実践』(共著、日本看護協会出版会)、執筆に「特集「気持ちいい」ときのエビデンスの探究—「気持ちいい」の測定の課題」(EB Nursing)、「快・不快感情と皮膚深部温、皮膚電気伝導水準の関連」(日本看護技術学会誌)など。

シリーズ[看護の知]は、学術論文として言語化されたすぐれた看護の実践知を、その分野の研究者だけでなく、現場で働く看護職や一般の人々など幅広い層の方に手に取って読んでいただけるよう、読み物として再構成したものです。
本書の元となった学位論文は下記から閲覧できます。

聖路加国際大学リポジトリ
島田多佳子
「ケアの場における患者にとっての「気持ちいい」体験」
2014年度 聖路加国際大学大学院博士論文
http://hdl.handle.net/10285/12926

I

プロローグ
──患者の「気持ちいい」体験を
　探るために

1 患者の「気持ちいい」体験とは

　ケアの場において、温かいタオルで身体を拭いてもらったとき、罨法で身体が温かくなったとき、洗髪してもらったとき、手足をお湯につけたとき、お風呂に入ったとき、病室に新鮮な空気が入ってきたとき、マッサージしてもらったときなどに、患者は「あー、気持ちいい」という言葉を発することが実際にある。

　「気持ちいい」は2003年に看護技術の効果の1つ[1]としてあげられて以来、2007年には、第6回日本看護技術学会のメインテーマの1つとして掲げられ、その後、エビデンスに基づく看護の総合誌の特集[2]として取り上げられる等、注目を集めている。「『気持ちいい』とその次に来るもの、これが看護の核心ではないか」[3]と言われるほど、「気持ちいい」は看護にとって重要な現象である。

　ケアの場において、患者の「気持ちいい」は看護師にとって、自分が援助を提供したことに対して率直に喜びを感じる場面[3]であり、看護は患者ととりなす家族および看護師の人間関係のうえに成り立つものであるからこそ、患者の「気持ちいい」から受ける看護師の「よかった」という思いは大切[3]だとされている。さらに、「気持ちいい」を引き出すことは、つまり専心を実践した結果であり、これによって、（患者と看護師との）人間関係が急激に深まり、信頼を得る[3]とされている。

　以上のことから、ケアの場における患者の「気持ちいい」という現象の特徴は、看護師も「よかった」という思いが生じ、患者からも「信頼」を得る、というような看護師と患者がそれぞれ単独ではない仕方で成り立っており、看護師と患者との関係が急激に深まるような図式が成り立つと推測できる。

　つまり、「気持ちいい」という現象は、患者と看護師が、看護師はケアをする人であり、患者はされる人であるという二分された関係ではなく、互いに関係が交わるようなものであるとされてきた。しかしながら、ここ10数年間の患者の「気持ちいい」についての探求のされ方をみてみると、患者は、看護師のケアの提供に対して、それを受ける人ととらえられてきた。よって、これまでの看護の研究において、患者の「気持ちいい」体験は、当事者の視点から問われてこ

なかったのである。それは、なぜであろうか。

　1つは、従来、看護は患者が心地よさ（気持ちよさ）を得られるようなケアを提供することに意義を見出しており、その重要さが周知のことであったがゆえに、この体験自体が別の角度からとらえ直されてこなかったことにあるだろう。もう1つは、患者の「気持ちいい」は明確に説明することができないような体験であり、それゆえ一人ひとりの看護師が、その体験そのものを漠然と了解してきたゆえんであると考えられる。

　患者の「気持ちいい」体験の在りようは、上述したような特徴があるが、その特徴とは別の視点から探求されてきたため、従来の研究の方法のみでは、接近できないと思われる。それゆえ、他の方法で探求する必要があると考えた。

2　「気持ちいい」をめぐる現状

　看護教育において、看護学生が初めて患者に対して看護技術を実施する基礎看護学実習で、患者から「気持ちいい」と言われることは、看護技術の受け手である患者に認められた体験であり、学生が対象から直接もらった肯定的評価[4]だとされている。つまり、患者の「気持ちいい」は、その後の看護技術の習得に向けての動機づけや、その後の学習意欲につながるものとしてとらえられ、初学者にとって重要な意味をもつ。

　患者の発する「気持ちいい」という言葉自体が、看護を学ぶ初学者において重要な意味をもつことや、あるいは看護ケアの効果を明らかにするうえで重要な指標の1つであり、看護ケアの効果を検証する際の有用な位置づけを担うものであると考えられている。しかし、「気持ちいい」はこれまで、「ケアの提供という視点でみると、『あー、気持ちいい』は会話での言葉であり概念化として表す場合、言葉として表現することが難しいのではないかと推測される」[5]とされ、私自身が過去そうしたように、「気持ちいい」はこの10数年間、「快」[6]や「comfort」[7]といった他の概念に置き換えられて、ケアの結果や効果として探求されてきた。また、患者は、看護師のケアの提供に対して、それを受ける人としての視点でとらえられてきたために、今まで当事者としての患者の「気持ちい

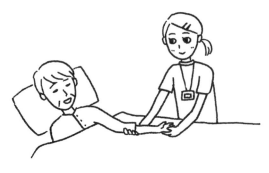

い」体験について、看護の研究では問われてこなかった経緯がある。

　今までの研究の方法では、患者の「気持ちいい」は当事者の視点で探求されておらず、どのような状況を背景としてそれが成り立っているかの知見が得られていないという現状がみえてきた。

3　患者の「気持ちいい」を探る――研究の開始

　修士論文において、ケアにおける患者の「気持ちいい」とはどのようなことなのかに関心をもち、それを生理的な変化によってとらえようと試みた。お湯に足を浸したときに生じる「気持ちいい」をよく表す概念として「快」を選択し、リラックスを伴った快、緊張を伴った不快感情と皮膚深部温、皮膚電気伝導水準にはどのような関連があるかを明らかにした[6]。

　博士課程入学後、再度、患者の「気持ちいい」とはどのようにとらえることができるのかを考えた。「気持ちいい」に関しての論文が少なく、概念として定義することが難しいと考えられたため、当初は、類似した概念である「comfort」を選択し、それをもとに概念枠組みを作成し、自身の修士課程で取り組んだ生理的指標を組み合わせて、気持ちいいという効果の得られるケアを検証する研究に取り組もうと考えた。

　海外においては、すでにKolcabaのcomfort理論[8]が開発されており、comfortの定義は、緩和、安心、超越に対するニードが経験の4つのコンテクストにおいて満たされることにより、自分が強められている即自的な経験とされていた。しかしcomfort理論は、行われたケアによる効果という視点が強調された

ものとなっていることや、その定義において表現されている「ニード」や「満たされる」、「自分が強められている」といった内容で「気持ちいい」という患者の体験が説明できるのかについて疑問をもった。

次に、ケアに伴う「気持ちいい」が「comfort」という概念枠組みで説明できるかもしれないと考え、「comfort」の概念モデルを作成して「気持ちいい」を検証することを試みようとした。しかし、「comfort」の定義への疑問をもったまま、モデルを作成すること自体に疑問をもち、研究は立ち往生してしまった。

このように、患者の「気持ちいい」はどのような現象なのかと考えあぐねている際に、数年前、洗髪の援助の後に患者が発言した次の出来事が思い出され、再度、患者の声を聞いてみなければ、患者の「気持ちいい」体験の探求は始まらないと思うようになった。まず、その出来事を紹介する。

◖洗髪のケアの後に目覚めた患者の発言と私のやり取り◗

「お昼ですよ」と私が患者に声をかけると、患者は薄目を開け、「あのまま眠っていたんですか」と返答し、洗髪のケアを終了したままの姿から、ゆっくりと身体の向きを変え直している。患者は「そのまま眠れたのよー。そのまま。もう、最高よー。んー気持ちがいいのよ」と言いながら、身体を起こすしぐさをみせたかと思うと、枕に頭をつけ、また身体を起こすしぐさをみせるのだが、腕に力が入らない様子で、また頭を枕に…という動作を繰り返している。私が「どんなふうに気持ちがいいんですか?」と尋ねると、患者は突然目を大きく見開き、「"からだ"と"み"が一体になったのよー、本当に」と答えた。私が「"み"って何の意味ですか?」と尋ねると、「心のことよー。いつも"からだ"と"み"が別々なの。"からだ"が起きているときは"み"が休んでいて、"み"が起きていると"からだ"が休んでいるの。どっちかが、いつも起きているの。あなたも、病気になったらわかると思うわ。本当に別々なんだから…それが、1つになったの。夜になると眠らなきゃと思うでしょ。心では。でも"からだ"が起きているの。何だか変な感じで、1日中ずーっとそうなの」と言い、また枕に顔をつける。私が、「失礼します」と言うと、「本当に眠れたー。今まで眠れていなかったんだわ。本当に眠れた」と言い、また横になった。

この事例は、肺がんで肝臓に転移がある患者の、洗髪をしてもらった後の発言である。この患者の病状を考えると、一般的には不快あるいは苦痛な状態にあると考えられるだろう。これまで、「快」と「不快」は対置しており、「別のもの」と考えられてきたが、患者が体験している「気持ちいい」は一般的に考えられている「快」と意味合いが同じなのだろうか、と考えるようになった。痛みや苦しみの只中にある患者であっても、洗髪などのケアの最中あるいは後に、「気持ちよかった」という言葉を発することがある。それは、ほんの一瞬の出来事であるかもしれないが、この「気持ちいい」瞬間は、それまで苦痛な時間を過ごしてきたがゆえに、体験されたことであるのかもしれない。このように、一般的には「不快」な状態にある患者が「快」を感じる体験としても位置づけられる、患者の「気持ちいい」はどのような現象なのだろうか。

　この事例の振り返りから、不快が減少して快が感じられる、あるいは気持ちよくない状態が軽減して気持ちいいという状態になる、という認識の仕方をひとまず保留する必要があると考えた。つまり、患者の「気持ちいい」は、「快」「不快」という二分された区別を前提に探求するのではなく、それがいかに体験されているのかをとらえ直す作業の中から、その意味が浮かび上がってくるのではないだろうかと考えるようになった。

　一方、「気持ちいい」と患者が言葉を発する際に、看護師である自分自身も「気持ちいい」状態になるという実感があった。患者が「気持ちいい」と言った際、看護師もその「気持ちいい」雰囲気に包まれている感覚を覚えていることや、患者に近づけた感じや喜びを分かち合ったという実感がある。その実感が、患者のケアへの活力につながっているように思われる。そのように考えると、看護師にとっても、患者の「気持ちいい」は、自身の「気持ちいい」体験ともかかわる側面をもちえるのではないだろうか。

　以上のことから、「気持ちいい」と感じている患者を客体として対象化するのではなく、それを感じ取っている患者の体験を問うこと、また、「気持ちいい」ときのケアの在りようも同時に問うことで、患者の「気持ちいい」に関する事象がみえてくるように思った。

　また、病いを生の体験としてとらえたToombs[9]は、「病気とは基本的に誰も

が経験しうる不調和である。それは、生の身体的混乱（自己と世界の同時的混乱を伴う）と身体と自己との変容した関係（自己の身体からの客観化、自己疎外を通して現れる）を含む不調和である」としており、そのような病いを生きている人の身体にとって、「気持ちいい」とはどのような意味をもつものかも、探求の余地があると考えた。

　そこで、ケアの場における患者の「気持ちいい」体験を探求することを通して、病いをもつ人にとってのよりよいケアの在り方をも同時に問い直していくこととした。

〈引用文献〉

1）菱沼典子：研究による実証が，説明できる看護を築く，日本看護科学会誌，23（1）：67-73, 2003.

2）菱沼典子編：特集「気持ちいい」ときのエビデンスの探究，EB Nursing, 8（4），2008.

3）矢野理香ほか：「あー気持ちいい」を引き出す看護現象─4事例を通して，EB Nursing, 8（4）：404-410, 2008.

4）曽田陽子ほか：基礎看護学実習において実施した看護技術に対する学生の達成感とその理由，愛知県立看護大学紀要，12：67-74, 2006.

5）縄 秀志：看護現象における「気持ちいい」は概念化が可能か？ EB Nursing, 8（4）：412-418, 2008.

6）島田多佳子：快・不快感情と皮膚深部温，皮膚電気伝導水準の関連，日本看護技術学会誌，3（2）：5-12, 2004.

7）縄 秀志：看護実践における"comfort"の概念分析，聖路加看護学会誌，10（1）：11-22, 2006.

8）Kolcaba, K.: Comfort Theory and Practice: A Vision for Holistic Health Care and Research, Springer Publishing Company, 2003.

9）Toombs, S.K.（永見 勇訳）：病の意味─看護と患者理解のための現象学，p.178-179, 日本看護協会出版会，2001.

〈参考文献〉

1）池田百合江ほか：精神科療養病棟における個人衛生に関するセルフケアを向上させるための取り組み─温泉入浴剤を用いた入浴への働きかけと効果，日本看護学会論文集 精神看護，35：229-231, 2004.

2）小倉永子ほか：軽減しないしびれへの看護介入を考える─ギラン・バレー症候群患者の看護満足度調査から，聖隷浜松病院医学雑誌，3（2）：25-27, 2003.

3）岡浦真心子，岡崎厚子：うつ状態回復期患者における臨床動作法の効果，日本看護学会論文集 精神看護，37：9-11, 2006.

4）佐山恵子ほか：カラー装着している患者のスキンケア─爽快感を得るために，黒石病院医誌，11（1）：23-25, 2005.

II

患者の語り

「II　患者の語り」に出てくる「　」内および囲み部分は、
実際に患者や看護師が語った内容を示している。
囲み部分の下線は、分析で用いた箇所を示す。
なお、II章以降に登場する患者の苗字はいずれも仮名である。

樋口さんの語り

1 樋口さんの状態

年齢と性別：70代、女性
病名：皮膚筋炎に伴う間質性肺炎[※1]、糖尿病[※2]
病状：今回で同年の3回目の入院。入院後、ステロイドパルス療法を行ったが低酸素血症は持続し、呼吸機能検査でも中等度の拘束性障害を認めた。データ収集開始時は、胸部単純X線写真では含気の減少が認められ、徐々に増悪傾向にあった。

　樋口さんに研究許可をいただいたのは、入院後22日目であった。安静時の血液中酸素飽和度が80％台と低いため（医学的な基準値は95％以上）、鼻からカニューレを通じて毎分1〜2Lの酸素が必要であり、指先には常に血液中酸素飽和度を測定できる装置（サチュレーションモニター）を付け、胸部には心電計を装着していた。また、樋口さんは自身の筋力について、「私、あの、ここ（足）が皮膚筋炎なので筋力が落ちちゃうのね」、「本当に、寝ていたら、力が抜けていくのがわかりますね」（インタビュー1日目）と語っており、研究開始前から体動時の意識消失や転倒がみられ、様態観察が常時必要な状況にあった。

　例えば、研究開始の2週間前、樋口さんは朝食時に立ち上がったところ、突然意識を失い、ベッドサイドで転倒し、後頭部と腰部を打撲している。転倒の翌日にも、病室のカーテン（ベッドサイドから2〜3歩の距離）を開けてベッドに座ろうとしたところ転倒し、腰部を打撲した。そのときの状況について、樋口さんは次のように語った。

樋口さん：コーヒーをね、朝食でいただいて。で、コーヒーをつけてもらって、そのコーヒーがね、ちょっと残っていたから、あの赤いところ（コップを指し）に入れて飲み

16　　Ⅱ…患者の語り

ましょうと思って。それでコーヒーを持っていった途端にふらふらってなっちゃった。それで、それはふらっと倒れちゃって、気がついたら仰向けになって寝てて。で、次の日はね、前の日失敗したので、と思って、あの、ここに腰かけようと思ったらね、もう何か、あの、おかしかったのね、もっと前に座っちゃって。だから、ずでんって、また転んで、そしたらもう動けなくなっちゃった。

（インタビュー１日目）

　この語りの内容から、樋口さんは「立つ」という行為でさえ、容易にふらつき、転倒する状況にあったことがわかる。また、前の日に失敗して転倒してしまったことを意識していたにもかかわらず、ベッドサイドから２〜３歩にある距離から戻る状況でさえ、自身の身体と着地すべきベッドの感覚がつかめず、手前に座ることにより転倒してしまう状況であった。樋口さんの「もう何か、あの、おかしかったのね」との発言にあるように、自身の身体でありながら、空間の中での、自身の身体の位置、目的となる対象物との位置感覚が、転ぶ前からすでに「おかしい」状況にあり、注意して「ここに腰かけよう」と思いつつも、「もっと前に」座ってしまい、床に転倒した。「また転んで、そしたらもう動けなくなっちゃった」という樋口さんの発言により、２日続けて転倒し、とうとう動けなくなってしまったようだ。

　さらに樋口さんは、研究開始１週間前に、リハビリの歩行練習中に意識低下を体験している。このときは30秒程度で意識が回復した。研究開始５日前には、シャワー室（ベッドサイドから３〜４歩の距離）からベッドへの移動中、意識がもうろうとなった。この際は、10分後に会話可能となる状況であった。シャワー室からの移動の状況について、樋口さんは次のように語った。

樋口さん：シャワー室で座っていられて、こっちまで来るだけのことがあんなに大変とは思わなかった。あのね、泳いじゃうのね。からだが。あの、立てない。足に力が入んないので、座り込んじゃうか倒れちゃうかなので、ナースの人も大

❖1──筋力の低下を認め、体幹に近い骨格が対称的に侵される疾患。症状が進むと重いものを持ち上げられなくなったり、歩行も困難となる。
❖2──肺の支持組織、特に肺胞隔壁に起こった炎症で肺の膨張・収縮が妨げられ、肺活量が低下し、空気の交換速度も遅くなる。

樋口さんの語り　17

変ですよね。 （インタビュー 1 日目）

　シャワー室からベッドまでは距離にして 3 ～ 4 歩であったが、この移動につい
て、樋口さんは「泳いじゃうのね。からだが」と語る。そのことから、このときの
樋口さんは、まるで自身が水の中を泳いで移動しているかのように身体の安定
性を欠き、自身でもコントロールすることのできない状態にあったようだ。それ
ゆえ、樋口さんにとってこの自身の状態は自らの理解を裏切り、「あんなに大
変とは思わなかった」と樋口さんに語らせた。数日前からの転倒は、樋口さん
が自らの病状の理解に追いついていないことを示しており、そのくらい早く病状
が進行していることを意味しているといっていいだろう。「あの、立てない。足
に力が入んないので」と樋口さんは語り、足に力が入らなくて立位を保持する
ことができずに、座り込んだり、倒れてしまったりした。
　では、樋口さんは自身の身体の状況をどのように感じ取っていたのだろうか。
この「立つ」ときの状況について、樋口さんは次のように語った。

樋口さん:腰がね、何か重りつけられているみたいなの。こっから（腰を指し）上は
いいんだけど、ま、その、立つときに、あの、この、何かがね、がんと落ちるみ
たいで、それで足に力がいかないので、いくようにするんだけど、いかないの。
どっくりって下がっちゃって、上げてもらったりしてます。 （インタビュー 2 日目）

　樋口さんの腰は「何か重りつけられているみたい」な状態にあると言いつつ
も、「立つとき」には「重り」から「あの、この、何かがね」という語りの内容に言
い換えられていることから、「重り」のようであっても「重り」だとははっきり言い
切れない「何か」が「がんと落ちる」状態であった。はっきりと「重り」と言わない
のは、それがまさに樋口さんの身体、つまり足であったためであろう。そして、
「足に力がいかないので、いくようにするんだけど、いかないの」と語られてい
ることから、自身で何とか足に力がいくようにしようとするが、実際には足に力
が及ばず、「どっくり」と身体が下がってしまう状況にあった。力が及ばない足
は、樋口さんにとって「重り」のようであったのだ。

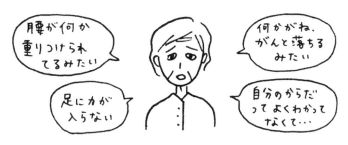

[図1] 樋口さんの体験に意味を与える「地」となる病状

　インタビューで樋口さんは、このような状態である自身の身体について、「手しか動かない」(インタビュー1日目)、「足に力が入らない」(同1日目)、「立てない」(同1日目)、「1歩も動けない」(同1日目)、「冷えっぽい」(同1日目)と言い、身体が一部しか動かないことや力が入らない身体であることを明白に語る。同時に、「何かもう冷えっぽいからだ」、「何かがね、がんと落ちるみたいで」、「腰がね、何か貼りつけられているみたい」(同2日目)、「自分では覚えていないんだけど、"何か"体力を使ったのかもわからない」(同1日目)、「自分のからだって、ちょっとまだよくわかってなくて」(同2日目)という語り口から、これらは自分の身体でありながら、「よくわかっていない」状態でもあり、自身の身体でない「何か」によってコントロールされているような、不確かさのあるような感覚をもち合わせた身体でもあることが語られた。

　樋口さんは、これ以前は主治医より院内歩行が可能と判断されていたが、体動時の意識の消失や転倒がみられたため、データ収集開始後よりトイレ歩行不可となり、病室内でポータブルトイレを使用せざるを得なくなっていた。このような身体の状態にある樋口さんに対して、看護師は、顔を拭いたり、身体を拭いたり、洗髪をしたりしている。そのとき、「気持ちいい」という言葉も発せられる。それゆえ、樋口さんのこうした病状は、これから紹介する樋口さんの体験に意味を与える背景、つまり「地」[*3]として機能しているといっていいだろう[図1]。

❖3──心理学者のルビンは、知覚野がいくつかの分節された領域を含むとき、それが図と地の構造をもつことを指摘し、「図」とは知覚野において知覚主体が"何ものかを何ものかとして"とらえるときにその中心に位置して浮き立つものであり、「地」とはその図の周囲にあって背景に退くものであるとした。(『現象学事典』弘文堂、1994より)

樋口さんの語り　19

2 「気持ちいい」の生起の仕方

■■■ 1 患者の伸ばした手にすでにタオルが差し出されている同時性

　以下は、樋口さんの入院後22日目（インタビュー1日目）の出来事である。モーニングケア時の「顔を拭く場面」を参加観察していたとき、樋口さんと看護師が次のようなやり取りを行っていた。

看護師：おはようございます。

　と挨拶をして病室に入ると、浴室に入ってタオルを手に取り、洗面台で温かいお湯で濡らして絞り、絞りたての温かいタオルを差し出しながら、「はい、じゃあこれでお顔を拭きましょうか。自分で拭けます？」と声をかけた。樋口さんは頷くと同時に手を伸ばし、タオルを受け取った。看護師は、タオルを渡すと同時に、次のように言った。

看護師：熱くないですか。

樋口さん：大丈夫。

　樋口さんは、顔面にタオルをしばらくの間、押し当て、額から顎にかけて、右頬から額を通り、左頬へゆっくりとタオルをずらしていった。その後、タオルを顔から離すと、今までの青白い顔色が、タオルが当てられたことにより、うっすらと赤味を帯びていた。看護師は、樋口さんより拭いたタオルを渡されると、次のように言った。

看護師：歯磨きは食後で大丈夫かしら。

樋口さん：食後にします。

　樋口さんの返答を聞き、看護師は、使用したタオルを洗面台で洗い、浴室に干した。

看護師：では失礼致します。

　と言い、退室した。

（インタビュー1日目）

　このケアの後、私は樋口さんに「そのときの感じを状況も含めて話を伺いたい」と質問した。次の語りは、この質問に対する樋口さんの返答内容である。

樋口さん：人によって広げて、こう顔につけてくれる人もいるし、それから自分で

やりますかって言ってしてくださる人もいるので、自分ではなるべく手を出すように　して。それで、やっぱり温かいのが気持ちいいので、やっぱりそういう、あの、　朝すぐ（タオルを）出してくださる人と、まあ、（タオルを）とめてやってくださる人と　いるから、その人によります。何かこっちから、あの、1番は、あの、タオルで2番　がどうのとか、言えないもんでね。

(インタビュー1日目)

　樋口さんは、看護師が絞りたての温かいタオルを差し出しながら、「はい、じゃあこれでお顔を拭きましょうか。自分で拭けます？」との声をかけたことに対し、「自分ではなるべく手を出すようにして」と語っている。この語りから、樋口さんは「なるべく」自分から「手を出す」という行為をして、温かいタオルをとらえている。身体を自由に動かすことができない樋口さんであったが、「冷えっぽい」と語っていた樋口さんにとっては、冷めたタオルよりも「やっぱり」温かいのが気持ちいいため手を伸ばしたのであり、その手を伸ばすのと同時に、絞りたての温かいタオルが差し出されている。

　ここでは、看護師がタオルを差し出し、声をかけるという行為と、樋口さんの手を伸ばしタオルをとらえるという行為とが同時に生じている。樋口さんの「温かいのが気持ちいい」は、この同時性、つまりタオルを差し出すとそこに手が伸ばされている状態、言い換えると、伸ばした手にすでにタオルが差し出されている状態が樋口さんの「気持ちいい」を成り立たせていたといってよい。

　もう1つ注目しておきたいのは、ここでの看護師のふるまいである。毎朝のケアの営みである「顔拭き」に関する「気持ちいい」は、樋口さんの入院後の体験に基づいた「やっぱりそういう、あの、朝すぐ（タオルを）出してくださる人と、まあ、（タオルを）とめてやってくださる人といるから、その人によります」との語りより、タオルの差し出し方にも人それぞれのやり方があるため、ケアをする看護師の関与の仕方により左右される事象でもあるということである。つまり、「何かこっちから、あの、1番は、あの、タオルで2番がどうのとか、言えないもんでね」という語りから、「気持ちいい」は、1番として語られた「タオル」の温かさだけでは決められず、温かさをすぐに感じられるようなタオルの渡し方をしてもらえるか否かによっても、言い換えると、ケアをする看護師のケアの仕方によっても左右

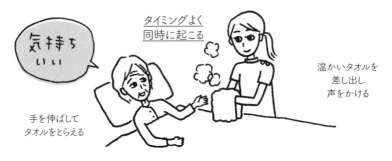

[図2] 朝の顔拭きの際の「気持ちいい」の成り立ち

されることであった。

　以上より、朝の顔拭きの「気持ちいい」は、看護師が温かいタオルを差し出し、声をかけるという行為と、樋口さんの手を伸ばしタオルをとらえるという2つの行為が、別々のこととしてではなく、どちらが先とはいえない状況においてタイミングよく同時に起こる際に成り立っていた。

　さらに、冷えっぽい樋口さんにとっては、温かさが感じられることが大きな意味をもっていた。つまり、タオルを渡してくれる看護師が温かい状態ですぐにタオルを渡してくれるか否かで樋口さんの「気持ちいい」の成り立ちが左右されるため、ケアをする者と受ける者という明確な線引きのうえに気持ちいいケアが成り立っているのではなく、患者の状態とケアに携わる看護師の関与の仕方は密接にかかわり、切り離せない事象であった［図2］。

■ 2　看護師と共にケアを決定していく

　次は、前述した朝の顔を拭く場面と同日（インタビュー1日目）の夕方、リハビリ直後に行われた、全身をタオルで拭くというケア場面である。このケアの6日前に、樋口さんはシャワー浴を行った後に転倒したばかりであった。樋口さんはこの日の夕方に行うケア内容について、すでに午前中に次のように語っていた。

樋口さん：今日は、あの、シャワーを浴びますかって（看護師に）言われたんだけど、拭くだけにしてもらって。
私：拭くだけに？

樋口さん:ええ。本当は洗ったほうが早いんです。だけど、何かね、あの、終わった後、終わった後、どっちがいいのかな。1週間ぐらい何にもできなかったときはよかったですね。シャワーで。

私:シャワーで。

樋口さん:うん。拭くの、拭くのはちょっと大変なのよね。だから、そこに座って、あの、シャワー室で座っていられて…。こっちまで来るだけのことがあんなに大変とは思わなかった。

（インタビュー1日目）

　このように、樋口さんは自ら「拭くだけ」という選択をし、その選択のとおり、リハビリ直後に全身をタオルで拭くというケアが行われた。このケア場面には、面会に来ていた友人も樋口さんの希望で同席した。

看護師:失礼しまーす。準備とかさせていただきますね。

　看護師は病室のドアをノックした後、笑顔で病室に入りながら樋口さんに語りかけた。

樋口さん:友だち、いてもいいですか。

看護師:お友だち、もちろんいいですよ。シャーンプー、どうしよう…。シャワー、前、なんか、倒れちゃったんですよね。今日、リハビリもやったばっかりだから、拭いたほうがいいですか、どっちがいいですか。

樋口さん:拭いたほうが…。

看護師:拭いたほうが安心ですかね。寝たままやります？ それとも、ちょっと起き上がれそうですか？

樋口さん:起き上がれそうです。

看護師:上半身拭くときだけでもね。

　拭く際の体位について看護師は樋口さんとやり取りを行った後、酸素流量を2L（通常の倍量）に上げた。パジャマを脱ぐのを手伝い、洗面器に温かいお湯を張り、手際よくタオル数枚を入れ、絞りたてのタオルを広げて、左右の肩と首に何重にもタオルを当てた。

友人:気持ちよさそうね。

樋口さん:気持ちいい。

友人:お風呂入ってるみたい。

看護師：お風呂入ってるみたいになれたらいいんですけど。

　ケア中、樋口さんが最近、髪を切ったこと、お勧めの温泉などの話題を看護師にしていた。

　そして、下肢の清拭の際、看護師は、次のように言葉かけを行った。

看護師：あの、寝ちゃってもいいですよ、ベッドに。その、ほうが楽かもしれない。

樋口さん：仰向けに寝ちゃっていいんですか？

看護師：はい、いいです。楽に。

　樋口さんは仰向けになり、下肢の清拭が行われた。看護師は時々「寒くないですか」と確認をしながらケアを行っていた。下肢の清拭後、看護師が靴下を履かせようとすると、樋口さんは次のように言った。

樋口さん：私、起きればできると思う。

看護師：あっ、できますか。

樋口さん：うん。たぶん。

　看護師は「じゃあ、よいしょ」と言い、樋口さんの上体を起こし、「履き方が慣れてらっしゃるものね」と声をかけ、靴下を用意して樋口さんに渡すと、いったん用事にて病室を出ていった。その間、樋口さんはベッドの脇に下がっている足を持ち上げようとするが、上がらず、「よいしょ」と言い、自分の左手で膝の下を持ち上げ、自分のほうへ引き寄せ、やっと履くという様子がみられた。

　ちょうど樋口さんが靴下を履き終えたとき、看護師が病室に戻ってきた。看護師は、パジャマなどを畳み、使用した洗面器等を洗浄して、清拭が終了した。そして「お疲れ様でした。また何かありましたら呼んでください」と伝え、退室した。　　　　（インタビュー１日目）

　ここでのケアは、「シャーンプー、どうしよう…。シャワー、前、なんか、倒れちゃったんですよね。今日、リハビリもやったばっかりだから、拭いたほうがいいですか、どっちがいいですか」という語りから、看護師が清潔の方法を樋口さんと共に模索することから始まった。ここでの看護師の「シャーンプー、どうしよう…」という表現は、一方で、髪を６日間洗っていないことを知りつつも、他方で６日前のシャワー後に転倒してしまった状況も把握していたことから生まれた躊躇の表れといえるだろう。そのうえで、「シャワー、前、なんか、倒れちゃったんですよね。今日、リハビリもやったばっかりだから」と、以前、シャワーで転倒し

てしまった樋口さんが、今はリハビリを行ったばかりであることを前置きしながら、樋口さんに「拭いたほうがいいですか、どっちがいいですか」と選択の余地を与えた。看護師のこの躊躇の言葉や数日前に倒れたという表現が、樋口さんに以前、シャワー後に転倒していることを想起させ、そのうえ、リハビリという体力を使ったばかりの状態であることを暗示することで、その後の「拭いたほうが…」という言葉を促していた。このように看護師の問いを含む言葉かけは、樋口さんが自らの身体の状況に目を向け、どちらの方法がよさそうか返答することを可能にしていた。

　さらに、看護師は樋口さんの「拭いたほうが」"いい"との断定的な返答がないことを受け、「拭いたほうが安心ですかね」と代弁し、樋口さんの「拭いたほうが…」という言葉に「安心」という意味を与えている。しかし、その「安心」し体験する主体が樋口さんであることから、言葉に「ですかね」という表現を加えている。こうした語りかけは、樋口さんにとってシャワーよりも身体を拭く方法のほうが「安心」してケアを受けられる方法であることを、「ですかね」と、一方的ではなく、相手の気持ちを確認、配慮しつつ、同意を求める形でケアの方法を提示することにつながっていた。

　そして、看護師の「寝たままやります？ それとも、ちょっと起き上がれそうですか？」という語りから、「そう」、つまり、この場合は「起き上がって」清拭が受けられるかという可能性、実現性を探る言葉に促され、それに対し、樋口さんも「起き上がれそう」と返答した。ここでも、樋口さんは「起き上がれます」といった断定的な返答ではなく、「できそう」といった可能性を含んだ返答にとどまった。

　そのような樋口さんに対して、今までの転倒や意識消失を起こした状況を踏まえてか、看護師は「上半身拭くときだけでもね」と、配慮ある言葉を返したと考えられた。樋口さんは、下肢を拭く際に看護師から「あの、寝ちゃってもいいですよ、ベッドに。その、ほうが楽かもしれない」と言われ、前もって「上半身拭くときだけでも」、「楽かもしれない」と言われたことを受け、「仰向けに寝ちゃっていいんですか？」という返答をした。そして、看護師が靴下を履かせようとすると、樋口さんは「私、起きればできると思う」と言い、ケアの最後には、自らどのような状態でケアを受けることができるのかを看護師に伝えることを可能

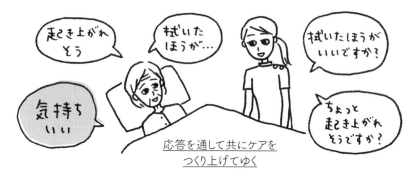

[図3] 清拭の際の「気持ちいい」の成り立ち

にしていた。

　前述のケア場面は、"清拭"といったケアの実践過程において、看護師は、一方的ではなく、樋口さんが自身の身体の状況に目が向くよう言葉かけを行い、相手の意向を確認していた。樋口さんは、看護師のケアを受けられそうかを探る言葉に応答しつつ、そのつどの方法等を看護師と共に決定していた。看護師はケア中、時々「寒くないですか」と言葉かけをするなど、樋口さんの身体の負担や楽な状態に配慮し、そのつど探りながら共にケアをつくり上げていたといっていいであろう。このような樋口さんと看護師の応答を通したケアの仕方が、「気持ちいい」を成り立たせていた[図3]。

3　周囲の人と共に感じる

　ここまで、看護師がどのように「気持ちいい」に関与していたかをみてきたが、次いで、友人も含めた他者がどのように樋口さんの「気持ちいい」に関与していたかをみていきたい。

　以下は、先述したインタビュー1日目の全身をタオルで拭く場面で、樋口さんが「気持ちいい」と言った参加観察場面と語りの部分を抜粋したものである。看護師は、拭く際の体位について樋口さんとやり取りを行った後、酸素流量を2L（通常の倍量）に上げた。パジャマを脱ぐのを手伝い、洗面器に温かいお湯を張り、手際よくタオル数枚を入れ、絞りたてのタオルを広げて、樋口さんの左右の肩と首に何重にもタオルを当てた。

友人：気持ちよさそうね。

樋口さん：気持ちいい。

友人：お風呂入ってるみたい。

看護師：お風呂入ってるみたいになれたらいいんですけど。　　（インタビュー１日目）

　この場面では、看護師が絞りたてのタオルを広げて樋口さんの左右の肩と首に何重にもタオルを当てた際、ちょうどその姿を見た友人から思わず「気持ちよさそうね」という言葉が漏れ出した。その際の友人と樋口さんの応答に注目してみたい。

　友人の「気持ちよさそうね」という言葉は、樋口さんが身体を拭いてもらっているその光景を見て、友人が樋口さんの状況を「気持ちよさそう」と見て取っていること、つまり、樋口さんがそのように体験していることがその場にいてわかってしまうほど、樋口さんの「気持ちよさそうな」体験に友人も引き寄せられ、関心を示すような「そう」であったと考えられた。

　そのような友人の「気持ちよさそうね」に樋口さんは応答し、「気持ちいい」との言葉が漏れ出た。これは単に樋口さんが「気持ちいい」を表現しているだけとは言い難く、友人の「気持ちよさそう」に見えることへの同意が含まれているものと考えられ、友人の言葉に促され、応答していると考えられた。そして、さらに友人は「お風呂入ってるみたい」と状態を表現する。この「お風呂入っているみたい」という表現は、より気持ちよさの状況が具体性を帯びている。それゆえ、この場面での「気持ちいい」は、樋口さんだけでなく、その場にいる周囲の人（私も気持ちよかったのであるが）が、まるで自身もお風呂に入ったような「気持ちいい」を感じるような状況がつくり出され、「気持ちいい」を共に感じていたと考えられた。つまり、この場面は「気持ちいい」という体験がその患者個人の主観に閉ざされていないことを示していた［図4］。

■■■■ 4　重なり合ったタオルの温かさに促される

　次いで、インタビュー１日目の全身をタオルで拭く場面で、樋口さんの友人が「気持ちよさそうね」と言った際に「どういう感じ」だったのか、状況も含めて質

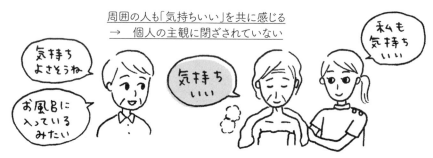

[図4]「気持ちいい」に対する他者の関与

問をしたところ、次のように樋口さんは語った。

> 樋口さん：3枚も（タオルを）着たらね、うん、これ以上はないって感じ。
> 私：確かに着ているみたいな感じでした。こうね。
> 樋口さん：（首の1か所を触り）こうだと、ちょっとここが空くかなみたいなね、あの、欲を言うと。ここまで（タオルを）着たらね、もう、何も言うことはないっていう。よかったんだよ。気持ちよかった。もう、何をしてもいいんだけど、気持ちいいんですけど、すごく幸せだなあと思った。
> 　　　　　　　　　　　　　　　　　　　　　　　　（インタビュー1日目）

　樋口さんは、絞りたてのタオルが左右の肩と首に3枚重なり合わされ、「3枚も（タオルを）着たらね、これ以上はないって感じ」と語った。この樋口さんの「これ以上はないって感じ」とはどのようなものか、着目したい。

　「3枚も（タオルを）着たらね」との語りから、重なり合ったタオルの温かさに促されるようにして、「これ以上はない」感じであったと言う。樋口さんは「欲を言うと」と付け加え、「（首の1か所を触り）こうだと、ちょっとここが空くかなみたいなね」と言い、タオルが当たらないちょっとした「空き」があることを断りつつも、「ここまで（タオルを）着たらね、もう何も言うことはないっていう。よかったんだよ。気持ちよかった」と語った。

　この「もう、何も言うことはない」という語りで、自分の感情を強める気持ちを表す語としての「もう」を加えていることから、これ以上、言葉で表現しなくてもよいほどの「よかった」と同時に、「気持ちよかった」を感じたと考えられる。そして、樋口

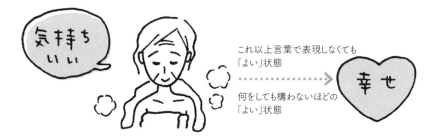

[図5]「よい」状態と「気持ちいい」「すごく幸せ」のつながり

さんは、「気持ちいい」にとどまらず、次に「もう、何をしてもいいんだけど、気持ちいいんですけど、すごく幸せだなあと思った」と語った。ここでも「もう」を加えていることから、何をしても構わないほどのよい状態でもあり、同時に「気持ちいい」を感じ、それらの状態全部を含め、樋口さんの「すごく幸せ」につながっていた。

以上より、樋口さんの「これ以上はないって感じ」とは、重なり合ったタオルの温かさに促されるようにして生起された。そして、これ以上言葉で表現しなくても「よい」ほどの状態や、何をしても構わないほどの「よい」状態と同時に「気持ちいい」を感じ、それらを含めて樋口さんの「すごく幸せ」につながっていた[図5]。

この「気持ちいい」と「幸せ」という語りがインタビュー中に並列的に語られる場面がほかにもあった。それは、ケア後に「身体を拭いたときの感じと、その状況も含めて伺いたい」とインタビューしたときであった。

> **樋口さん**：あの、今度で（身体を拭いてもらうのが）3回目ぐらいなんですけど、温かいお湯が当てられるって思わなかったので、最初のときね。もう（身体を拭いてもらうのが）3回目だからわかっていたけど、すごく何ていうのかな、あの、私、<u>言葉があんまり選べないんだけど、ああ、幸せ、ああ、幸せと思いました</u>。
>
> **私**：ああ、そうですか。
>
> **樋口さん**：何か、あの、温泉とか入ると、みんな<u>ぽかっとして、幸せとか、気持ちいいとか</u>言いますよね。そういう気持ちでした。
> で、<u>こっち（右肩）だけだったでしょう。したらまたすぐこっち（左肩）に来て、だからもう本当に幸せなんだなあって。温かみが感じられて幸せ</u>だと思いました。何かもう

> それだけのことで幸せっておかしいけど、すごくよかった。 　　　（インタビュー1日目）

　樋口さんの「あの、今度で3回目ぐらいなんですけど」という語りから、今回、入院後3回目の身体拭きのケアを受ける樋口さんであったが、ケアの最初は「温かいお湯が当てられるって思わなかったので」と、今までの体験を踏まえ、「温かいお湯」が当てられることを予期あるいは期待していない状況からケアは始まった。つまり、今までの2回ぐらいのケアを受け、ある程度どのように身体を拭いてもらうかの予期をしつつケアを受けたが、今回は予期していない、あるいは期待をしていない状況が以下の語りを誘発させるようでもあった。

　樋口さんが予期していなかったのは温かいお湯が当てられることであり、そうは思っていなかったということであり、今回のケアを受けた状況について、樋口さんは「言葉があんまり選べないんだけど」と言いながら、最終的に出てきた言葉が「ああ、幸せ、ああ、幸せ」であった。そして樋口さんは温泉を例にあげ、「ぽかっとして、幸せとか、気持ちいいとか言いますよね。そういう気持ちでした」と、温泉に入った際に感じるぽかぽかと身体が温かくなる際に感じる「幸せ」とか、「気持ちいい」状況と同様な気持ちであると語った。樋口さんはインタビューの中で、自身の身体について「何かもう冷えっぽいからだ」(p.19)と語っており、もともとすぐに冷えてしまう身体に「ぽかっとした」温かみを感じることで、「幸せ」や「気持ちいい」を感じていたと考えられる。

　さらに樋口さんは、「気持ちいい」に加えて、「幸せ」という言葉を用いた。そのことに着目したい。樋口さんの「こっち（右肩）だけだったでしょう。したらまたすぐこっち（左肩）に来て」という語りから、はじめは片側だけの肩にタオルが当てられていたが、次に反対の肩にもタオルが当てられることにより、温かいタオルがこっちからも、そっちからも当てられることにより、温かさがまるで樋口さんに向かってくるかのようにどんどん来ることが見て取れる。

　そして、「だからもう本当に幸せなんだなあって。温かみが感じられて幸せ」と語った。「幸せなんだなあって」という語りから、まるで自身で幸せをかみしめるように言っているようでもあった。そして、自身でも温かみを感じ取ることができ、「幸せ」につながっていたといえよう。

30 　II…患者の語り

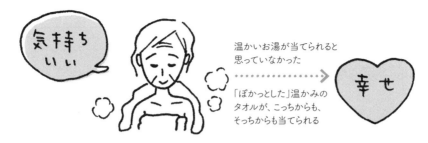

[図6] 予期していない状況に誘発された「気持ちいい」「幸せ」

　以上より、「温かいお湯が当てられるって思わなかったので」と、予期あるいは期待していない状況に誘発されるかのように「ぽかっとした」温かみを感じることで、「幸せ」や「気持ちいい」を感じていた。また、タオルがこっちからも、そっちからも当てられることや、温かみを感じ取ることが「幸せ」につながっていた［図6］。

3　「気持ちいい」とその拡張

　樋口さんは、インタビュー1日目の全身をタオルで拭く場面の前にリハビリを行っていた。その際に、初めて全身が映る鏡で自身の姿を見た場面について、次のように語った。

> **樋口さん**：そこにいる人って誰と思っちゃった。自分の姿。で、もうびっくりしちゃって、あそこに誰がいる、確か私の前に誰もいないんだよね、と思って。早く治ろうとか思いました。本当。何かね、髪が私に似ているんだけど、あれ誰なんだと思っちゃった。自分だった。<u>早く元気になって元に戻んなきゃと思って。</u>
>
> 　　　　　　　　　　　　　　　　　　　　　　　　（インタビュー1日目）

　上記の「元気」についての言葉は、リハビリと同日（3回目）の身体を拭くケアを実施した後のインタビューにも登場した。以下のインタビュー内容は、「からだを拭いて気持ちいいときに、タオルがこう、からだに当たるっていう、そういう感じっていうのは、どういう感じなんですかね」と質問した際の樋口さんの返答

である。

> **樋口さん**：感じって言葉で言ったら、温かいから早くよとかね。
> 早くとは思わないんだけど、うれしいなって感じかな。温かいものをからだに付けると元気になるんで、それで結構すぐ冷えるんだ。それをまた温めてくれるので、それが、あの、うれしいですね。
> **私**：うん、うん。
> **樋口さん**：すぐ取り換えて温めてくれるので、やりっ放しじゃなくてありがたかったです。前の方もちゃんとそうしていただきましたね。
> **私**：温かいのが当たると、今、元気になるとおっしゃったんですよね。
> **樋口さん**：うん、うん。あのね、元気をもらえる。
> **私**：元気をもらえる、ああ。
> **樋口さん**：何か赤いものも、何か、気を与えるらしいのね。気持ちの気を。
> だから赤は、まあ、あの、赤と温度とちょっと何となくね、連想すると似ているところがあるから。
> やっぱり元気になるかな。元気までいかないけど、うれしいとかよかったとかね、ちょっと言葉もいっぱいあると思うんだけど、3つぐらいしか思い浮かべられないけど。何か、こう寝ていて自分が、あの、張りがもてると幸せだなって思いますね。
>
> （インタビュー1日目）

　樋口さんは、3回目の身体を拭くときのタオルが身体に当たる感じについて、「うれしいなって感じかな。温かいものをからだに付けると元気になるんで、それで結構すぐ冷えるんだ」、「それをまた温めてくれるので、それが、あの、うれしいですね」と語った。

　ここで、語りの中に表れた「うれしい」、「元気」、「よかった」、「幸せ」に着目してみたい。「うれしい」感じは、ただ単に「温かい」というだけでなく、温かいものを身体に付けると「元気」にはなるが、すぐに「冷えて」しまう樋口さんにとって元気は持続するものでなく、すぐに「冷え」に変わってしまうものでもあった。樋口さんの身体状況にとって、冷えた身体をすぐにタオルを取り換えて温

めてくれる、そしてそれを何度も繰り返してくれる看護師のケアが関与することでも、「うれしい」は成り立っていた。そして樋口さんは、「温かいものをからだに付けると元気になる」、「元気をもらえる」と語り、赤と温度の連想のつながりから、「温かさ」や「赤」は気持ちの「気」を与えると言い、「温かいのが元気を与える」と結論づけようとした。しかし、すぐに「やっぱり元気になるかな」と言い、受動的に温かさを享受するだけではなく、自身のほうから元気に「なる」と語るが、その語りも「元気までいかないけど、うれしいとかよかったとかね」と言い換えられ、「うれしい」や「よかった」と語り直しをした。

　さらに、樋口さんが「元気」という言葉について語り直しをしたことについて注目したい。身体を拭いてもらうケアの前に、鏡を見て誰だと思うほど、変わり果てた自身の姿を見て、「早く元気になって元に戻んなきゃと思って」という語りがあったことから、樋口さんの根底に「元気になりたい」という思いが強くあったと考えられた。その強い思いに押されるようにして、温かいタオルにより、「元気をもらえる」、「元気になる」と語ったものの、樋口さんにとって元気は「結構すぐ」ほかのもの、つまり「冷え」に変わってしまう状況にあった。「元気」までいかない状況であっても、看護師の行為により繰り返し温かさを感じられることで、「うれしい」や「よかった」を感じられる体験であったと考えられた。このことは、看護師が関与することで生じている事象であるから、物質的な温かさが元気を与えるという因果を超えて、温かさと同時に「うれしい」や「よかった」を感じられる状況であったといえよう。そして最後に樋口さんは、「何か、こう

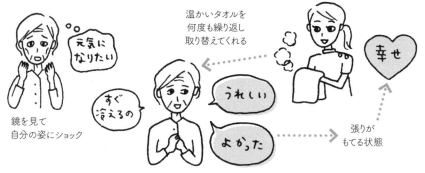

[図7]「元気」と「うれしい」「よかった」「幸せ」のつながり

寝ていて自分が、あの、張りがもてると幸せだなって思いますね」と、立つことも
ままならない自分にとって、元気というより、「張り」がもてるような状態にあるこ
とが「幸せ」であると語った[**図7**]。

■■■■■ 1 「いい重ね」の体験により「幸せ」へ

　樋口さんの「幸せ」という語りは、インタビューの中で何度も登場しているが、
その日に行ったリハビリ後の身体を拭いてもらうケアの語りにも登場した。

樋口さん：いつも（リハビリで）平行棒を歩くんですけど、（今日は）3回歩けて。

私：ああ、3回。

樋口さん：うん。あの、たいしたことないのよ、距離的にね。だけど歩けて。
昨日はね、立ったらもうふらふらってなっちゃって、全然歩けなかったんだけど。
そういうときもあるんですけどね。
そういう、何ていうかしら、いい重ねできて、今日拭いてもらって、今日は幸せ
だったな、なんて思います。

私：ああ、そうですか。

樋口さん：入院したときにこんな日が、ちょっと想像してなかったので。もう起きら
れるの？とか思っていたんですけどね。

(インタビュー 1日目)

　樋口さんは「いつも（リハビリで）平行棒を歩くんですけど、（今日は）3回歩け
て」、「入院したときにこんな日が、ちょっと想像してなかったので。もう起きら
れるの？とか思っていたんですけどね」と話した。入院後、何度も転倒してしま
い、身体を起こすことができるか否かもままならない状況において、「たいした
ことないのよ、距離的にね。だけど歩けて」と言い、距離的にはたいした長さで
はないものの、樋口さんにとっては3回平行棒を歩くことができたことは、想像
もできないことであった。そして、「そういう、何ていうかしら、いい重ねできて、
今日拭いてもらって、今日は幸せだったな、なんて思います」と語った。

　ここで、樋口さんにとっての「幸せ」について考えてみたい。樋口さんにとっ
て、昨日は立位もままならず、ふらついてしまう状況であったが、（今日は）3回

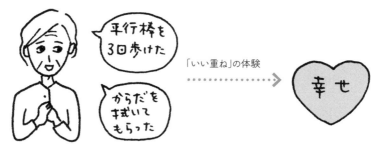

[図8]「いい重ね」の体験により生じた「幸せ」

平行棒を歩くという、入院時には想像してなかったことができたうえに、同じ日に身体を拭いてもらい「気持ちいい」体験ができ、いい重ねができたことで「幸せ」と感じていた。つまり、樋口さんにとって「幸せ」は、いい体験が重なることで生起するようなものであるということがいえる[図8]。

2 「手を温めてくれる」から「生きている」「幸せ」へ

以下の語りは、先の「いい重ね」の続きの樋口さんの語りである。

> **樋口さん**：あと、温かいので、やっぱり(看護師が)手を温めてくれると、まあ、自分でね、温められるんだけど、やっぱり手って気持ちが通じるところだから、手が温かいとやっぱり言葉で言ったら、生きているなとか幸せだなとかっていう感じ。
> （インタビュー1日目）

樋口さんは、「手が温かいとやっぱり言葉で言ったら、生きているなとか幸せだな」と語った。この語りから、手が温かいという物理的な温かさが、生きているや、幸せにつながるか、みていきたい。

看護師にタオルで手を温められることについて、樋口さんは「やっぱり(看護師が)手を温めてくれると、まあ、自分でね、温められるんだけど」と語り、自分でも温めることのできる「手」を他者である看護師が「手」を通して温めてくれるほうが、自身で温めるよりも「やっぱり」よいと言う。そして、「やっぱり手って気持ちが通じるところだから」という語りから、もともと「手」は気持ちが通じるところ

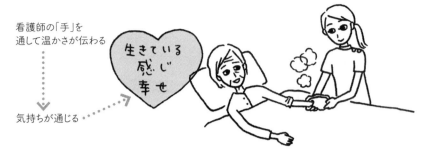

[図9]「手」を通して温かさが伝わることにより生じた「生きている感じ」「幸せ」

であるため、そのような互いの気持ちが通じる「手」に他者の「手」を通して温かさが伝わるということで、「手」は身体の一部としての「手」というよりは、他者の気持ちが通じるものとしてとらえられていた。そして、「気持ち」や「温かさ」が混在された状況は、単に物理的な温かさを超えて、「手が温かいとやっぱり言葉で言ったら、生きているなとか幸せだな」と語ったのだといえる。この「生きている」や「幸せ」は、「気持ち」が通じる「手」を看護師が冷めないように温めており、温めてくれる看護師のケアがあることで成り立っているといえよう。

　以上より、入院後、何度も転倒してしまうほどの身体状況にある樋口さんにとって、「3回平行棒を歩くことができた」ことと、「気持ちいい」ケアを受けられたという、「いい重ね」の体験が二度もあったことで「幸せ」を生起させていた。つまり、樋口さんにとって「気持ちいい」ということは、他のよいことが重なると、単なる「気持ちいい」にとどまらず、「幸せ」という、その人にとっての幸福を成り立たせる一部にもなりうると考えられた。

　また、前述（p.32）のように、樋口さんはこの「気持ちいい」を生み出す温かさは、同時に「うれしい」や「よかった」を感じられることでもあると語っていたが、樋口さんの「生きている」や「幸せ」は、単なる物理的な温かさや単なる身体の一部としての「手」を超え、「気持ち」が通じる「手」を冷めないように温めてくれる看護師のケアがあることで生起している事象でもあった。つまり、ケアする人、される人の関係を超えて「気持ち」や「温かさ」が通じ、樋口さんの「生きている」感じや「幸せ」につながっていたのである［図9］。

■■■■ 3 「感じたまま語る」ことにより「時間・空間の移動」「感覚の交差」へ

　インタビュー1日目の全身をタオルで拭く場面において、身体を拭いたときの気持ちいいについて、「例えばどんな感じで気持ちいいんですか」との私の質問に対し、樋口さんは以下のように返答した。

> **樋口さん**：何ていうのかな。からだが楽になるのかな。冷たいものを温めるとからだが柔らかくなるでしょう。それが自然体に合ったからだなのかなって思って。あの、真冬は寒いからからだが固まっちゃうけど、春とかになると環境が暖かくなるから、からだも緩んできますよね。何かそのときに春で、あの、うんと陽だまりのところに行けば、私は寒がりだから、ああ、暖かくてよかったとかって思うんですけど、そういう感じかな。
> 私、からだがね、あの、体温低いっていう。自分で意識してないんですけど、低いんですよ。こういうふうにしていても、そっちに（足を指し）あの、何か1枚ね、ほしいなって感じ。
>
> （インタビュー1日目）

　ここで、「楽」を感じるような「気持ちいい」について注目してみたい。樋口さんは続けて、「真冬は寒いからからだが固まっちゃうけど、春とかになると環境が暖かくなるから、からだも緩んできますよね。何かそのときに春で、あの、うんと陽だまりのところに行けば、私は寒がりだから、ああ、暖かくてよかったとかって思うんですけど、そういう感じかな」と語った。「どんな感じで気持ちがいいか」という質問に対して、冷たいものを温める、真冬は寒いからからだが固まっちゃう、春とかになると環境が暖かくなるから、からだも緩んできます、私は寒がりだから、ああ、暖かくてよかった、というように、それぞれ比喩的に対比しながら語られた。データを収集した時期は秋という寒い時期であったが、そのような現実的な時期を超えて樋口さんは「真冬」から「春へ」という時間の移動をあげ、その変化と共に身体も「固まる」から「緩む」へ変化すると言う。そして次に、その「緩んだからだ」は、春という季節への時間的移動にとどまらず、さらに暖かさを追い求めるように「うんと陽だまりのところに行けば」と空間的移動を伴うことで、「暖かくてよかった」という感じであると語る。このことから、樋口

さんの「楽」を感じるような「気持ちいい」は、「固まる」から「緩む」、そしてより「暖かさを」求めるかのように、秋という季節の病室という現実的な時間(四季)や病室から自由に出られない樋口さんの生活空間を超え、時間軸や空間の移動をも伴うような次元の体験でもあるといえよう。

　そして、樋口さんは「気持ちいい」についてのインタビューの中で、「今日は上半身を起こすことができたが、日によっては起き上がってケアを受けられない日がある」ことを話した後、次の語りとなった。

樋口さん:何かね。熱って、あの、温かな熱だね、やっぱりね。熱がほしいんです。もうちょっと私、1℃高かったらいいんだけどな。
あと酸素がほしい。酸素が足りなくなっちゃうの。こう、熱が酸素を生むんですかね。
(インタビュー1日目)

　樋口さんは、日によってケアを受ける際の身体の状態が変わることを話した後、「何かね。熱って、あの、温かな熱だね、やっぱりね」、「熱がほしいんです」と語り、冷えた身体である樋口さんにとっては「温かな」熱がやっぱりほしいと言う。しかし、次の語りでは「もうちょっと私、1℃高かったらいいんだけどな」と、熱がほしいと言いながらも、今度は自身の熱が高かったらいいなと言う。

　今までみてきたように、樋口さんは身体を拭くというケアによってタオルの温かさを感じ、促されるようにして「気持ちいい」を感じていたが、「熱がほしい」という切望する気持ちを語ることで、逆に、自分自身の熱が高かったら、という思いを喚起させたといってもよいであろう。さらに、「あと酸素がほしい」と語り、体内に酸素を取り入れる機能が十分でないながらも、酸素を希求していた。樋口さんは「熱が酸素を生むんですかね」と、まるで自身が必要とする「熱」と「酸素」を、つながりをもった可能性のあるものとして語った。

　そして、次の語りで、「熱」は「赤」と結びつけられていった。

樋口さん:何か、赤ふんとか、そういうのを聞いたことありますか。
私:あ、あります、あります。ええ、赤ふん。

樋口さん：赤いふんどしなんだけれど。それはね、あの、あそこは冷えっぽいらしいのね。

私：ああ、そうですか。

樋口さん：それを、赤っていうのは、あの、熱を何か呼び寄せるか何かで、ここ（腹部周囲を指し）が、あの、冷えないように。

私：冷えないようにね。

樋口さん：だから、あの、女性の、あの、腰巻きも赤いでしょう、昔。それも、やっぱり女性は冷えっぽいので。何かそういう、赤って力があるみたいですね。

（インタビュー１日目）

　樋口さんは赤いふんどしについて、「あそこは冷えっぽいらしいのね」と言い、それを、「赤っていうのは、あの、熱を何か呼び寄せるか何かで、ここ（腹部周囲）が、あの、冷えないように」と、腹部周囲が冷えっぽいため「熱」を呼び寄せる何かである赤色のふんどしを身につけることで、冷えないようにしていると言う。そして「女性の、あの、腰巻きも赤いでしょう」と、赤色の腰巻も同様であり、「何かそういう、赤って力があるみたいですね」と語った。このことから、冷えっぽい身体（腹部周囲や腰）に対して赤色は「熱」を呼び寄せる何かであり、さらに赤色には「力」があるといえた。

　また、今までみてきたように、樋口さんは身体を拭くというケアによってタオルの温かさを感じ、促されるようにして「気持ちいい」を感じていたが、「熱がほしい」という切望する気持ちを語ることで、逆に「自分自身の熱が高かったら」という思いを喚起させたといってもよいであろう。しかし、現実的には自身の「熱」がそう簡単には高くなることはなく、次の語りで赤色に話題が焦点化される。赤色は「熱」を呼び寄せる何かであり、「力」でもあり、「熱」を呼び寄せる「何か」である赤色に思いを馳せることで、樋口さんは語りながらわずかながらも「冷え」を感じずにいられたことも否めない。

　ここで、「熱」と「赤」について着目してみたい。はじめは「熱」について、「温かな熱がほしい」ことを語り、次に「熱が酸素を生むんですかね」と断定はできないものの、つながりをもった可能性のあるものとして語られた。そして、次

樋口さんの語り　39

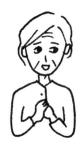

〔時間的移動〕
・現実的な時期(秋)を超えて、真冬→春へ

〔空間的移動〕
・現実には病室から出られない
　→陽だまりのところに行けば、暖かくてよかったと思う

〔色彩感覚と温感覚の交差〕
・「赤」は「熱」を呼び寄せる
　→冷えないようにする力がある

[図10]「楽」「気持ちいい」と時間・空間の移動および感覚の交差

に「赤ふん」を語り、その「赤」というのは「熱を何か呼び寄せるか何か」であり、冷えないようにする「力」があると話した。つまり、熱から酸素、酸素から赤、赤から熱と、自身の欲する「熱」から語り出し、そこから連想されたものを自由に語り、最後に再度「熱」に着地した。

「熱」は一般的には温感覚であり、「赤」は色彩感覚であるから、別の感覚であるともいえる。しかし樋口さんの語りでは、「赤」は「熱」を呼び寄せる何かであり、冷えないようにする「力」があるものとして語られ、「色彩感覚」と「温感覚」が別のものとしてではなく、共に語られており、感覚の交差を体験していたといってよいであろう。

以上より、樋口さんにとって、身体を拭いてもらう「気持ちいい」は、「楽」を感じるような「気持ちいい」であり、それは身体が「固まる」から「緩む」、そしてさらに「暖かさ」を求めるかのように、秋という季節の病室という現実的な時間(四季)や病室から自由に出られない樋口さんの生活空間を超え、時間軸の変化や空間の変化を体験し、さらに語っていく中で、他の種類の感覚の交差をも伴うような次元の体験でもあった[図10]。

4　太陽のような温かさと配慮により、「うれしい」「幸せ」へ

樋口さんは、インタビュー2日目の前日の朝、トイレに立ち上がった後に2分程度意識を消失し、酸素飽和度が77％まで一時的に低下した。酸素流量を1Lから4Lに増量したところ、20分ほどで酸素飽和度が改善した。そのこともあり、トイレ歩行が禁止となり、ベッドサイドでのポータブルトイレの使用に変更と

なっていた（病棟のリーダー看護師より、インタビュー2日目には状況が改善していたため、研究可能との判断があり、研究を続行した）。

私が挨拶をして病室に入ると、すでに樋口さんの腰にはオレンジのバスタオルがかけられ、樋口さんは上着のパジャマのボタンを外し、脱ぎ始めているところであった。

看護師が、「大丈夫ですか。じゃ、ご自身で拭いていただこうかしら。お願いしますね」、「お肩」と言いながら、樋口さんの肩にタオルを当てた。樋口さんが肩にのせられたタオルを押さえると、「こっちもできそうかしら」と言って、タオルを一方の肩にのせた。そして、「じゃ、ご自身でもし、できそうだったら」と言って、タオルを絞ってさらに樋口さんにタオルを渡した。看護師は「お湯加減大丈夫ですか？」と声かけすると、樋口さんは肩の周囲にタオルを数枚のせ、それを押し当てて次のように言った。

樋口さん：いいです。すごく、気持ちいい。

看護師は再び洗面台に向き直り、タオルに石鹸をつけてよく泡立てながら、「はい、じゃ、石鹸ので、あの、おからだ、拭いてください」とタオルを渡した。そして樋口さんが胸のあたりを拭くのを見届け、再度洗面台に向き直り、樋口さんが購読している新聞の話や、以前樋口さんがテニスをやっていたことなどを話題にしながら、洗面器で絞りたてのタオルを次々と樋口さんに渡し、ケアを行った。

ケア開始5分後、リーダー看護師が入室し、ケアの実施を担当看護師から「私にバトンタッチでもいいですか？」と樋口さんに声をかけると、樋口さんは「はい（笑）」と返答した。リーダー看護師は、担当の看護師に「今、どこまでいったとこです？」と声をかけ、担当看護師は「今、上半身の、あの、背中以外を拭きました」と返答し、退出した。

リーダー看護師は樋口さんに、「あったまりました？」と言葉をかけ、ベッドの上にさらしが置かれているのを見て、「そうだ、いっぱい、いろんなのきれいに巻かれるんですよね。これは、起きたほうが巻きやすいですよね。さらし」と声をかけた。

樋口さん：背中はまだなの。

リーダー看護師：はい、わかりました。ごろん、と横になっちゃいましょうか？

樋口さん：起きるってこと？

リーダー看護師：起きられます？ どっちがいいですか？ 起きられれば…起きちゃいます？ 起きるのしんどいですか？

リーダー看護師に声をかけられた後、樋口さんはゆっくりと足をベッドサイドに下ろす姿勢をとった。洗面器でタオルをすすぐ音が病室に響いた。そして、樋口さんの肩に絞りたての温かいタオルを重ねて当て、次に背中を拭き、タオルで肩や背中の水分を拭き取った。リーダー看護師は、樋口さんがさらしやコルセットを装着したり、パジャマの上半身を着るのを手伝いながら、「また、足も寝ちゃったほうが楽ですかね」と声をかけた。樋口さんがベッドサイドに足を下ろしていた姿勢から足を足元のベッドの上へ上げようと向き直ると、リーダー看護師は「よいしょ」と言い、足を支え、「寝ちゃっていいですよ」と声をかけた。リーダー看護師の声に促され、ゆっくりと樋口さんが仰向けに寝ると、「足の下にタオルを敷きまーす」と声をかけ、大きなバスタオルを敷いた。リーダー看護師は「苦しくないですか、今は?」と尋ねると、樋口さんは「大丈夫です」と返答した。

その後、ケア中に、以前勤めていた会社のこと、舞踊以外にもダンスも習っていたこと、住まいのこと、ご家庭のこと、お孫さんが生まれそうなことなどの話題が出された。話をしながら、リーダー看護師は樋口さんの下肢をタオルで温めながら拭いた。そして会話の中で、樋口さんが入院中、ウォシュレットを使用していなかったことがわかり、次の会話になった。

リーダー看護師:洗えたらいいんですけど。

樋口さん:じゃ、自分で拭きまーす。

リーダー看護師:石鹸つけて流しましょうか。

樋口さん:そう、ね。

リーダー看護師は白いガーゼ状のものを準備し、ベッドの脇に立ち、「お腰上げてもらっていいですか」と声をかけた。樋口さんはゆっくりと腰を上げ、その間にリーダー看護師はすばやく樋口さんの臀部の下に吸収素材のものを敷き、陰部を洗い始めた。

樋口さん:知らなかった。今まで、腰も上げられなかったので。

リーダー看護師:ああ、しんどかったですね。じゃ、今、だいぶ、動けるようになった?

樋口さん:ちょっと、上にいざり上がるようになった。

リーダー看護師:このまま、ごろんと、窓側、向いてもらっていいですか?（途中略）じゃあ、下着とズボンと。先、下着だけ履いちゃいましょうか?

樋口さん:はい。

リーダー看護師:はい。座ったほうが、あれ、うまく、できます? 靴下。

樋口さん：うん。立ったほうが。

リーダー看護師：座ったほうが?

樋口さん：からだ、立てたほうが。

リーダー看護師：履けますか? ご自分で。

樋口さん：履ける。

リーダー看護師：これで、履けます?

　リーダー看護師は、樋口さんが頷くとズボンを樋口さんに手渡し、洗面台に向き直り、物品の片づけを始めた。

樋口さん：靴下あります?

リーダー看護師：はーい。

　と言い、黒っぽい靴下を手渡し、靴下を履き終わるのを見届け、退室した。

（インタビュー2日目）

　この参加観察場面での看護師と樋口さんのやり取りを確認してみたい。担当看護師が「大丈夫ですか。じゃ、ご自身で拭いていただこうかしら」と言いつつも、樋口さんの肩にタオルを当て、樋口さんが肩にのせられたタオルを押さえると、さらに「こっちもできそうかしら」と言って、タオルをもう一方の肩にのせた。そして、「じゃ、ご自身でもし、できそうだったら」と言って、さらにタオルを絞って樋口さんに渡した。その結果、樋口さんの肩にはタオルが数枚のせられ、それを樋口さんは自身の手で肩に押し当てていた状況になった。

　このように、担当看護師は樋口さんに、「できそうかしら」や「ご自身でもし、できそうだったら」と、樋口さんが自身でできそうか否かの状態を見極めつつ、ケアに参加できるかについて配慮ある言葉かけをしていた。そして、看護師が次々と絞りたての温かいタオルを樋口さんの肩に当てることにより、樋口さんの肩はタオルで覆われた状態になった。

　以下は、ケア中に「気持ちいい」と言ったときの状況も含めて、どのような感じだったかを尋ねた際の樋口さんの返答である。

樋口さん：何かね、今日は太陽かなとか思っちゃって。何か太陽の光っちゅうか

樋口さんの語り　43

温度が、来たかなみたいな感じです。ちょっと言葉で言ったら幸せ。

私：幸せ。

樋口さん：あの方（リーダー看護師）はあの方なりの細かい親切。だって、こうやって隅に立たして、あの、座らしてやる方のほかにない、何かあの、細やかなところがあってうれしいと思いましたね。1回生あくびが出たんだけど、幸せだと思ったんだなとか思って（笑）。

私：ちょうど、あの、からだを拭かれているときに生あくびが、あ、そうですか。拝見するチャンスを見逃しました（笑）。

樋口さん：あ、いけなかったかなと思ったけど、何か思わず出ちゃって。

私：思わず出ちゃって。

樋口さん：うん、でも、それはね、自分が、あの何ていう、よかったみたいな、そういう生あくびみたいで、失礼な生あくびではないと思ってるんですけど。生あくび出たなと思って。
でも、あの方は私の楽な姿勢でしてあげるというのが、今日の方ね。あの代わった方。

私：ああ。途中でですね。

樋口さん：ええ。ただ寝たままでいいですよって言われて。だから私の体力が温存できるようにしてくださったみたいで。

私：そうですね。寝たままでって、おっしゃってましたよね。

樋口さん：それでね、あの、ちゃんとね、あの、みんな拭いてくれた。

（インタビュー2日目）

　私は、樋口さんにケアを受けた際に「気持ちいい」と言ったことについて尋ねたのだが、樋口さんは「何か太陽の光っちゅうか温度が、来たかなみたいな感じです。ちょっと言葉で言ったら幸せ」と、太陽の光のような温度が来て、幸せを感じていた、と応じた。ケアは、担当看護師が樋口さんに、「できそうかしら」や「ご自身でもし、できそうだったら」と、樋口さんができそうか否かの状態を見極めつつ、ケアに参加できるかについて配慮ある言葉かけをすることから始まった。そして、樋口さんは次々と温かいタオルで肩が覆われた状態になった

際に、「いいです。すごく、気持ちいい」と言葉を発し、そのような状況を樋口さんは「何か太陽の光っちゅうか温度が、来たかなみたいな感じです」と返答した。つまり、配慮ある言葉かけをしながら次々と肩に温かいタオルが当てられた状況を、「太陽の光のような温度が来た」みたいな感じと語った。ただの温度が来たではなく、「太陽の光」が加わったのは、看護師の配慮や、次々と来る温かさが関与していたことは否めないであろう。そのような「気持ちいい」体験が、今までもあったように、ここの場面でも樋口さんの「幸せ」につながっていた。

　樋口さんは、ケア中にあくびが出たことを次のように語った。「1回生あくびが出たんだけど、幸せだと思ったんだなとか思って（笑）」、「あ、いけなかったかなと思ったけど、何か思わず出ちゃって。」このことから、思わず出てしまった自然的な流れの中で出てきたあくびであることがわかる。そして、「自分が、あの何ていう、よかったみたいな、そういう生あくびみたいで、失礼な生あくびではないと思ってるんですけど」と、自身にとってよかったみたいなあくびであったと言う。思わず出てしまったあくびについて、いけないかなという思いがあった一方で、よかったみたいなあくびでもあった。そういった「生あくび」という自分自身のふるまいを振り返ることで、自身が幸せであることを自覚させていた。

　そして、リーダー看護師のケアについて、「あの方はあの方なりの細かい親切。だって、こうやって隅に立たして、あの、座らしてやる方のほかにない、何かあの、細やかなところがあってうれしいと思いましたね」、「あの方は私の楽な姿勢でしてあげるというのが、今日の方ね」、「ただ寝たままでいいですよって言われて。だから私の体力が温存できるようにしてくださったみたいで」、「ちゃんとね、あの、みんな拭いてくれた」と語った。

　ここで、最初の参加観察場面におけるケア中のリーダー看護師の樋口さんへの声かけについて着目してみたい。リーダー看護師は、樋口さんに「ごろん、と横になっちゃいましょうか？」、「起きられます？ どっちがいいですか？ 起きられれば…起きちゃいます？ 起きるのしんどいですか？」、「また、足も寝ちゃったほうが楽ですかね」、「寝ちゃっていいですよ」、「苦しくないですか？ 今は」、「このまま、ごろんと、窓側、向いてもらっていいですか？」などと、樋口さんの行う一つひとつの行為に対して言葉かけをしながら、樋口さんが体力の使用を

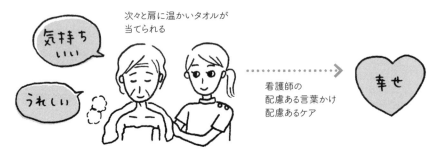

[図11] 太陽のような温かさと、看護師の配慮によって生じた「うれしい」「幸せ」

最小限で済むように、時には樋口さんが自身の身体の状態を見極めつつ、ケアの体位を決められるよう、心遣いのあるケアを実施していた。そして、身体を隅々まで拭いてくれたのである。それが、樋口さんの「あの方はあの方なりの細かい親切」、「細やかなところ」、「私の体力が温存できるようにしてくださったみたい」などの表現に表れていた。このような看護師の患者の状態を踏まえた細やかな配慮や心遣いにより、「気持ちいい」は「うれしい」につながっていた。

　以上より、看護師の、樋口さんの状態を見極めつつ、ケアに参加できるかについての配慮ある言葉かけや太陽の光のような温かさを次々と感じること、またケア中の「生あくび」という自分のふるまいを振り返ることで、「気持ちいい」はここの場面でも樋口さんの「幸せ」につながっていた。また、看護師は樋口さんが体力の使用を最小限で済むように、時には樋口さんが自身の身体の状態を見極めつつケアの体位を決められるよう、配慮あるケアを実施していた。樋口さんは、次々と感じられる温かさや自身の体力が温存できるようなケアを行う看護師の配慮のある言葉かけや、そのつど樋口さんに合ったケア方法を探る「細かい親切」により、「気持ちいい」は「うれしい」につながっていた[図11]。

4　「気持ちいい」を語り、考えをめぐらす

■ 1　自分で勝手に「いい気持ち」とか言うんじゃない

　インタビュー2日目の全身を拭くケアの実施後に病室に入ると、樋口さんのほうから、インタビューの中でもよく返答で語られていた「温かみ」、「幸せ」、「気

持ちいい」等について語ってくれた。その内容を次に示す。

> 樋口さん：さっき、あの、おたくが帰られてから、あのちょっと、温かみとか考えて
> たら、私は幸せって思うのはやってくださる方（看護師）の、あの気持ちがね、こち
> らにいつも通じるっていうか、あるんだなと思って。自分で勝手にいい気持ち
> とか言うんじゃなくて、やっぱり周りのね、そういうふうにしてくれているのだとい
> うのが、ちょっと気がつきました。
> 前はね、ちょっとね、何で自分がこんなになっちゃったのかなとか、恨みつらみ
> があったの。誰を恨んでいいかわからないんだけど。はい。何か全部、あの、
> この前、言ったと思うんだけど、全部自分に返ってくるとか、人の姿は自分の
> 姿って昔から思ってたんだけど。まったく、あの人に負けるだとか思ってた。そ
> れは自分の、あの、姿を反映してるのだというのは…。
> 今度、あの、温かみとかで幸せと思うのは、その方たち（ケアを行う看護師たち）が、
> まあ、あの、一つひとつ幸せをあげようとか思わないかもわかんないけど、そう
> いう気持ちがあって、私がいただけるんなら、というふうにちょっと思いました。
> 何か病気って、気がつかないところを、今だから思うかもわかんない。
> 私：そうですね。最初に、あ、そうだ、あの、この間のときも、あの、病気された
> ときに、あの、その人が、まあ、どう変わるかとかっていうのも、あの、感じられ
> たとかっておっしゃっていましたもんね。
> 樋口さん：うん。
>
> （インタビュー2日目）

　樋口さんは、「あのちょっと、温かみとか考えてたら、私は幸せって思うのは
やってくださる方の、あの気持ちがね、こちらにいつも通じるっていうか、あるん
だなと思って」と、自ら語り始めた。樋口さんは「温かみ」を起点として考えをめ
ぐらすことで、「幸せって思う」ことについて、ケアを行う看護師の「気持ち」が
自分自身に「いつも」通じるというか、「ある」と思う、と言う。
　ここで、この「温かみ」と「幸せって思う」ことについて注目したい。樋口さん
はインタビューのはじめ（p.20）に、看護師が温かいタオルをすぐに渡し、患者が
「温かみ」を感じられる、という同時性によって「気持ちいい」を感じる、と語っ

樋口さんの語り　47

ており、その後のインタビューにおいて、自らが身体状況を見極め、ケア方法の選択ができるような看護師の言葉かけやケアの仕方を樋口さんと共に決定していくようなかかわり方や心遣いによって「気持ちいい」が感じられること、そして、他者（友人）の促しにより、樋口さんと周囲の人が「気持ちいい」を分かちもつことで「気持ちいい」を感じること、「温かい」タオルが複数重なり、そのタオルの温かさに促されることによって「気持ちいい」を感じること、等を語っていた。つまり、樋口さんにとっての「温かみ」には、「気持ちいい」体験が含まれているといえよう。そして、「気持ちいい」を語っていくうちに、「気持ちいい」体験は、樋口さんの体調に配慮しながらケア方法や実施の体位を決めたり、ケア中に配慮ある言葉かけを行うような看護師の働きかけ方と共に生み出されており、それゆえに「気持ちいい」は「幸せって思う」ことにつながることを教えてくれた。これらのことから、「温かみ」は背後に「気持ちいい」を含みもち、その「気持ちいい」は「幸せ」に通じていることを樋口さんの語りから読み取ることができる。

　次に、「幸せって思うのはやってくださる方の、あの気持ちがね、こちらにいつも通じるっていうか、あるんだなと思って」という語りから、樋口さんが「幸せって思う」のは、ケアを行う看護師の「気持ち」が自分自身に「いつも」通じるというか、「ある」と経験していることに注目したい。

　樋口さんは1日目の身体を拭く場面のインタビュー（p.35）で、「手」について次のように語っていた。「やっぱり（看護師が）手を温めてくれると、まあ、自分でね、温められるんだけど、やっぱり手って気持ちが通じるところだから、手が温かいとやっぱり言葉で言ったら、生きているなとか幸せだなとかっていう感じ。」この語りから、自分で温めることもできる「手」ではあるが、自分自身ではなく看護師にあえて自分の「手」を温めてもらうことで、「手」が温かく感じると共に、ケアを行う看護師の配慮ある「気持ち」まで感じることができ、「手」は看護師と樋口さんの気持ちが通じる接点でもあった。つまり、全身を看護師の「手」を用いて拭くケアを通して樋口さんが「幸せって思う」のは、「手」という接点を介して、その背後に配慮ある看護師の気持ちが「通じる」、「ある」と言う。

　以上のように、樋口さんは「気持ちいい」について語っていくうちに、2日目のインタビューにおいて、自身で次のことに気づいたのである。「自分で勝手に

48　　II…患者の語り

いい気持ちとか言うんじゃなくて、やっぱり周りのね、そういうふうにしてくれて
いるのだというのが、ちょっと気がつきました。」この語りから、「いい気持ち」も
「幸せ」と同様に、樋口さん自身が勝手に1人で「気持ちいい」と感じているの
ではなく、樋口さんがそれを感じるような経験をする際には、「気持ちいい」状
態になれるよう看護師がケアをしてくれていることを、これを語りながら気がつ
いたのだった。このことは、「気持ちいい」体験をたびたび語ることにより、「気
持ちいい」は、自分1人だけの単独で体験するものではなく、他者に促されたり、
他者の配慮ある気持ちと通じ合う体験をしていたからこその発言だったと考え
られた。そして、その「気づく」という体験は、後の語りにも表出された。「何か
病気って、気がつかないところを、今だから思うかもわかんない」という語りか
ら、「病気」になったことで、気がつかないところを気づくようになったと言う。

　ここで、気がつかないところを気づくようになったことに焦点を当てて、みて
いきたい。樋口さんは、「前はね、ちょっとね、何で自分がこんなになっちゃっ
たのかなとか、恨みつらみがあったの。誰を恨んでいいかわからないんだけど」
と言う。「前はね」と、以前の自分を振り返り、自分自身の病いの状況に対して、
誰を恨んだらよいかわからない不特定な相手に対する恨みつらみの気持ちが
あることに気づいた。そのような気持ちを抱いていた樋口さんであったが、今
回のインタビューで「気持ちいい」や「幸せ」について語り、考えをめぐらす中で、
「人の姿は自分の姿」という言葉が表出された。「人の姿は自分の姿」と昔か
らわかっていたはずが、「まったく、あの人に負けるだとか思ってた。それは自
分の、あの、姿を反映してるのだというのは…」と、今までの自身の考えを振り
返り、改めて「人の姿は自分の姿」であることを自覚した。樋口さんは、「まった
く」と、自身の不甲斐ない気持ちをのぞかせながら、自分と他者は別々のもの
ではなく、自分の姿を反映している者としての他者であり、他者に対する負い
目などの思いは、実は切り離された他者への思いではなく、自身の姿そのもの
でもあることに、看護師からの「気持ちいい」が考慮されたケアを受けることに
より気づいたのだった。

　そのような気づきを得た樋口さんは、次に「その方たち（ケアを行う看護師たち）が、
まあ、あの、一つひとつ幸せをあげようとか思わないかもわかんないけど、そういう

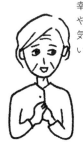

幸せって思うのは、やってくださる方の気持ちがこちらにいつも通じるから

自分で勝手に気持ちいいとか言うんじゃなくて、周りがそういうふうにしてくれているのだと気がついた

その方たちが幸せをあげようという気持ちがあって、私がいただけるなら、と思った

[図12] 考えをめぐらせ重ねた気づき

気持ちがあって、私がいただけるんなら、というふうにちょっと思いました」と語った。

この2回目のインタビューでは、はじめに「私は幸せって思うのはやってくださる方（看護師）の、あの気持ちがね、こちらにいつも通じる」と、次に「自分で勝手にいい気持ちとか言うんじゃなくて、やっぱり周りのね、そういうふうにしてくれているのだというのが、ちょっと気がつきました」と語り、ケアをする側（看護師）を主語にして「通じる」や「してくれている」と語られてきた。そして語りながら考えをめぐらせ気づきを重ねた樋口さんは、幸せをあげようとかという気持ちが看護師にあったとすれば、その気持ちを「いただけるのなら」いただこう、と思うに至った。このことから、看護師の気持ちと樋口さん自身の素直な気持ちの重なり合いを見て取ることができるだろう[図12]。

2　寝たままでいいので

以下は、インタビュー2日目の午前中に全身を拭くケアが終わり、午後に洗髪のケアをすることになった際の、洗髪方法に関する看護師と樋口さんのやり取りの場面である。

看護師：もし、今日ちょっとゆとりがあるので、もし、この前、髪の毛洗いたがっていたそうなので。
樋口さん：はい。
看護師：どうかなと思ったんですけれど疲れちゃってます、どうでしょう。
樋口さん：どう、どうやって洗うんです？

看護師:寝たままでいいので。

樋口さん:ああ、本当?

看護師:くしゃくしゃっと。

　と言い、手を看護師自身の頭にもっていき、頭を洗うしぐさをみせた。

樋口さん:そんなんしてもらえんの?

看護師:やってみます?

樋口さん:じゃあ、お願いします。

看護師:からだ拭きよりは疲れないと思います。　　　　　　（インタビュー2日目）

次は、上記会話の後に洗髪を実施した際の参加観察場面である。

看護師は青色のバケツとエアで二段の高さに膨らんだビニール製のベージュ色をした四角いもの（洗髪漕）を手に持ち、病室に入ってきた。看護師は、「じゃあ、枕、失礼していいですか?」と言い、頭の下の枕を取り除き、「はまるかな」と言いながら、先ほどの洗髪漕の頭部の挿入箇所に頭をゆっくりと差し入れた。すると、やや膨らんだ樋口さんの両頬にぴったりとビニールのふくらみが当たった格好となった。眼鏡をかけ、鼻にカテーテルをした樋口さんの表情がよりはっきりと表れた。看護師は「頭下げましょうか」、「疲れちゃいそう」と声をかけ、リモコンボタンを押してベッドを挙上させ、樋口さんの上半身を平らにした。「濡れないように」と言いながら、銀色のケープを首に巻いた。

看護師:苦しくないですか、この姿勢。ほっぺがきゅってなっちゃいますけど。

樋口さん:はい。うん。

看護師:大丈夫です?

　と確認し、シャンプーやリンスを準備し、「ほんとに苦しくないです?」と再度声をかけた。

樋口さん:頭のてっぺんが、もうちょっと上がるとかできる?

看護師:頭のてっぺんですか? 少し低いですよね。

樋口さん:もっと、これ上げる?

看護師:あーちょっと待っててください。樋口さん、もっといいものがあると思う。この中に置く、この中に、さらに枕みたいのが[あると思うので]探してきます。ちょっと、最近、これ使ってなくて、ちょっとこのまま、ごめんなさい。

看護師はいったん退室し、手に楕円形をした高さ5cm程度のものを持ち、病室に戻った。樋口さんに手に持っているものを見せ、「これつければいいですね」と声をかけ、楕円形のものを頭とケープの下に入れると、

樋口さん：ああ、楽になった。

と声が漏れた。

看護師：では、いきます（笑）。

樋口さん：はい（笑）。

看護師：お湯が熱かったら言ってくださいね。

樋口さん：もうちょっと、温かいのがいいかな。

看護師：もうちょっと、温かいの。

樋口さん：あっ、それくらいでいい。

樋口さんの言葉を受け、看護師は髪全体をシャワーで濡らした後、シャンプーを樋口さんの髪全体に広げ、「いい泡立ち」と言いながら、手を休めず洗い続けた。

看護師：もっと強く、とか、もっとやさしく、とかありますか。

樋口さん：ちょうどいい。

看護師：いや、ちょうどいい。

樋口さん：うーん。すごく、気持ちがいい。

看護師：よーく、泡だってますけど。

樋口さん：ああ、そうですか。

（途中略）

看護師：かゆいとこ、ないですか？

樋口さん：うん、気持ちがいい。すべて気持ちいい。

看護師：すべて気持ちいいですか。

樋口さん：（笑）

看護師：じゃ、もう、1周。

と言い、手を休めずに髪の毛を「シュッシュッ」と洗い続けた。（途中略）

看護師：お顔、濡れませんでした？　大丈夫でした？

樋口さん：はい。

看護師：お耳も大丈夫です？

と言い、バスタオルで髪の毛を拭いた。（途中略）

看護師：はい、楽にしてください。

樋口さん：<u>生き返った感じ。</u>

看護師：生き返った感じ、こんな、手際が悪かったのにそんなこと言ってもらえて、ほっとしました。

樋口さん：（笑）<u>今も、前も生きてたんだけど、もっと返った感じ。</u>

看護師：気持ち悪かったですかね、やっぱり。

　　と言い、その後、リンス、ドライヤーを実施した。そして、目を閉じている樋口さんに「ゆっくり眠れそうですか」と声をかけると、樋口さんは次のように言った。

樋口さん：（笑）なんか、寝ちゃいそう。

看護師：本当はシャワーに入ったら、ね、一気にさーっと流せて樋口さんが気持ちいいと思うんですけど。

樋口さん：いや、すごく気持ちよかったです。

看護師：そうですか。

樋口さん：うん。

看護師：ありがとうございます。

　　その後、看護師はバケツの上に洗髪槽をのせて、「また、参ります」と声かけし、病室を出ていくと、樋口さんは私に向かって次のように言った。

樋口さん：<u>なんか、夢みたいでした。</u>

　　看護師は病室に戻ると、ベッド柵を上げ、ナースコールを柵にくくりつけ、携帯電話の充電のコードを付け、ベッドの位置を元に戻し、「お疲れ様でした」と言い、退室した。

（インタビュー2日目）

　　次の語りは、上記の樋口さんの語りの後、樋口さんに、髪の毛を洗ったときに「すごく、気持ちがいい」、「すべて気持ちいい」と言った際の感じと状況について伺ったことへの返答である。

樋口さん：<u>あのね、何ていうのかな、自分でやるとね、爪立てちゃうのね。</u>

私：はい。

> **樋口さん**：もっと、もっと。何ていうのかしら、刺激がほしいとかってね。だけど、あの、人がやると爪立てないで、この、あの、指の腹でやるでしょう、それがちょうどいい指圧になって、ああ、私だったら爪立てちゃったなとか。立てると気持ちいいのね。でも後がちょっとあんまりよくないらしいのね、あの、傷が残ったりして。で、ああ、ちゃんとやってくれてると思って、一度もこう爪とか当たらなかったし、何か髪の流れに沿って気持ちよかったですね。
>
> **私**：ああ、髪の流れに沿って気持ちよかったんですね。
>
> **樋口さん**：うん。自分だとめちゃくちゃ。早く終わらせようとかって思って。あの中(洗髪漕)でいちいち言ってくれるでしょう。洗いましょうね、こうしますよ、ああしますよっていう、その何ていうの、それがいいですね。やっぱりね、黙ってやっているよりも。
>
> （インタビュー2日目）

　樋口さんは、「気持ちいい」ときの感じについて、「何か髪の流れに沿って気持ちよかった」と返答した。通常は、「あのね、何ていうのかな、自分でやるとね、爪立てちゃうのね」、「もっと、もっと。何ていうのかしら、刺激がほしいとかってね」と言い、自分でやるとさらに刺激がほしいと思い、爪を立ててしまうが、「だけど、あの、人がやると爪立てないで、この、あの、指の腹でやるでしょう、それがちょうどいい指圧になって」と、人(看護師)がやると爪を立てないで、指の腹を使うことにより、ちょうどいい指圧になると言う。

　このように「気持ちいい」を感じると同時に、一方で、今までの洗い方、つまりは、刺激を求めて爪を立てて洗う仕方を思い出し、他方で、人(看護師)の洗い方、つまりは爪を立てず、指の腹で洗う仕方を思い出し、そのことが、「ああ、私だったら爪立てちゃったなとか」と、自分だったら、と改めて自身の洗い方について考えをめぐらせることにつながっていた。

　そのような自分でやる洗い方とは違う洗い方をする看護師に対して、「ああ、ちゃんとやってくれてる」と思っていた。さらに、洗髪中のケアの仕方について、「あの中(洗髪漕)でいちいち言ってくれるでしょう。洗いましょうね、こうしますよ、ああしますよっていう、その何ていうの、それがいいですね。やっぱりね、黙ってやっているよりも」と語った。

ここでは、洗髪ケアにおける看護師の洗髪ケアの提案、およびケア中の樋口さんへの言葉かけについて着目してみたい。洗髪ケアの提案については、看護師が樋口さんに洗髪ができそうか否かの確認をするところから始まった。看護師は、「もし、今日ちょっとゆとりがあるので、もし、この前、髪の毛洗いたがっていたそうなので」、「どうかなと思ったんですけれど疲れちゃってます、どうでしょう」と、その日の午前中に身体を拭くケアをしたばかりの樋口さんを気遣う言葉をかけた。「寝たままでいいので」と方法について伝えると、樋口さんは「ああ、本当？」「そんなんしてもらえんの？」と言い、その言葉に対し、看護師は「やってみます？」と誘った。樋口さんが「じゃあ、お願いします」と答えると、看護師は「からだ拭きよりは疲れないと思います」と付け加えたところからの開始であった。このやり取りから、その日の午前中に身体を拭くケアをしたばかりの樋口さんではあったが、看護師は、樋口さんが少し前に髪の毛を洗いたがっていたことを思い出し、業務的にゆとりがあることも後押しをして、洗髪ケアの提案をしていた。そこで、「寝たままでいいので」と具体的方法を提示することで、樋口さんにケアへの安心を想起させ、「じゃあ、お願いします」との返答に至ったと考えられた。

　その後も、看護師が頭の位置を調節すると、樋口さんから「ああ、楽になった」という言葉が思わず漏れ出た。ケア中に看護師は樋口さんへ、お湯をかける際に「苦しくないですか、この姿勢」、「ほんとに苦しくないです？」、「お湯が熱かったら言ってくださいね」、洗っている最中に「もっと強く、とか、もっとやさしく、とかありますか」、「かゆいとこ、ないですか？」と声をかけ、ケア後には「お顔、濡れませんでした？　大丈夫でした？」、「お耳も大丈夫です？」と声をかけた。樋口さんは、「自分だとめちゃくちゃ。早く終わらせようとかって思って」と言い、自身の洗髪の仕方を振り返っていた。自身の髪の洗い方と比べるように、上記のような細やかな看護師のそのつどの言葉かけに対して、樋口さんは「その何ていうの、それがいいですね」と語った。

　以上より、樋口さんの「何か髪の流れに沿って気持ちよかった」体験は、自身の日頃の髪の毛の洗い方と比較する形で、自分でやると刺激がほしいと爪を立ててしまうが、看護師は爪を立てないで指の腹を使い洗っており、そのような自分でやる洗い方とは違う洗い方をする看護師に対して、「ああ、ちゃんとやってくれ

樋口さんの語り　55

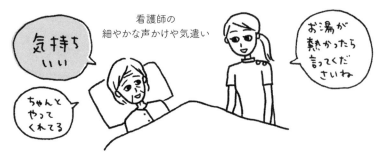

[図13] 看護師のケアの仕方と「気持ちいい」のつながり

てる」と感じていた。また、自分だと早く終わらせようと思ってめちゃくちゃであるのに対し、はじめに「楽」を感じることができ、ケア中もそのつど、細やかな言葉かけをしてくれる看護師のやり方に対して、それが「いい」と感じていた。自身の髪の洗い方などを振り返りつつ、看護師の洗い方や細やかさを比較するような形で、看護師のケアの仕方がよく、「気持ちいい」体験であったことを示していた[図13]。

3 今も、前も生きてたんだけど、もっと返った感じ

以下は、インタビュー2日目の洗髪の際に「生きているけど生き返った」と言っていたことについて、「どんな感じ」かを伺った際の返答内容である。

樋口さん:今じゃこういうふうにしていて、すごく幸せなんだけど、もう1本というか、もう1束花束をいただいた感じ。
私:ああ、もう1束。
樋口さん:欲にきりがないね。
私:そうですね。
樋口さん:でも、あのときは本当に、何ていうんだろう。あの、今、耐えていたわけじゃないんだけど、もう、何て言うんだろう、自分のこの視界がうれしさでこのへんがこう、何にもなくなっちゃった感じ。おいしいものとか食べるとき、こう目つぶるじゃない。ねえ、おいしいとかって。おいしいとかって、まあ、そういうのもあるんだけど、何かね、なくなっちゃって、ああ、生き返ったとか思っちゃった。
私:ああ。目の前っていうか…。

> **樋口さん**：ちょっと我慢してたとかあったのかな、この洗髪してもらっているときに。でも気持ちよかったんだからな、うん。
>
> （インタビュー2日目）

　樋口さんは、「今じゃこういうふうにしていて、すごく幸せなんだけど、もう1本というか、もう1束花束をいただいた感じ」と語った。今までいい重ねをすることで「幸せ」につながると言っていたことから、「生きているけど生き返った」体験は、「幸せなんだけど」と断りつつ、「もう1本というか」と言った後に、1本では言い表せない感じを抱いたのか、言い直して「もう1束花束をいただいた」体験であったと言う。その後の「欲にきりがないね」という言葉からもわかるように、つまり、「幸せ」よりも「生きているけど生き返った」体験は、さらにいい重ねがあることを意味していた。そして、「幸せ」という、一見それ以上のいいことがないほどの十分よい状態には、さらにいい重ねができうることをも示し、そのことを「欲にきりがない」と感じたのであろう。そして「生き返った」について、「あの、今、耐えていたわけじゃないんだけど、もう、何て言うんだろう、自分のこの視界がうれしさでこのへんがこう、何にもなくなっちゃった感じ」と語った。それは、何かを「耐えていたわけではない」と言っていることから、耐えている状況から解放され、何にもなくなるような感じではなく、自分のこの視界がうれしさにより何にもなくなってしまった、と言う。

　ケア中、樋口さんはずっと目をつぶっていたのであるが、その目をつぶるということについて、「おいしいものとか食べるとさ、こう目つぶるじゃない。ねえ、おいしいとかって。おいしいとかって、まあ、そういうのもあるんだけど」と語っていることから、おいしいものを食べるときに、おいしさを感じ取り、目をつぶるという状況だけでは言い切れないことを示していた。そして再度、「何かね、なくなっちゃって」と語った。樋口さんの、この「何にもなくなっちゃった感じ」は、「視界」や「このへん」が、と言っていることから、「視界」や「このへん」といった自分の周囲にある空間と自身が浸透、あるいは溶け合い、自身と他との境がなくなるような感じを受けていたのではないかと考えた。

　さらに樋口さんは、自身に確認するように、「ちょっと我慢してたとかあったのかな、この洗髪してもらっているときに。でも気持ちよかったんだからな、うん」と、改めて洗髪中のことを振り返り、我慢、つまり何か耐えていたことがあった

樋口さんの語り　57

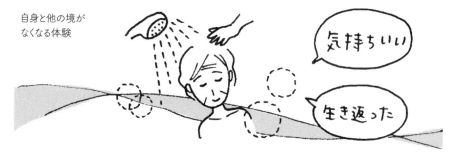

[図14] 自身と他の境がなくなるような体験と「生き返った」「気持ちいい」の関係

かどうか思い出そうとするが、その瞬間、「でも」という打消しの言葉が語られた次に、「気持ちよかったんだからな」、「うん」と自身に念を押すように言った。

これらのことから、樋口さんが洗髪のケアにより「生き返った」や「気持ちいい」を体験したことは、自分のこの視界がうれしさでこのへんが何にもなくなる状況、つまり、自身と他の境がなくなるような体験とつながっていたと考えた[図14]。

先に語った「生きているけど生き返った」の後、樋口さんは続けて次の内容を語った。

樋口さん：たまにはでも水の音とかお湯の音とかっていいですよね。
私：そうですね。お水とかお湯の音ですね。
樋口さん：うん。すばらしいところに行くと、必ず水があるもんね。温泉もあるし。テレビを観てるとね、よく温泉をやるのよ。
私：よく温泉がやるんですか。
樋口さん：うん。温泉とグルメ。ああ、行きたいなって思うようになりました。前はね、あの、もうその考えはなかったね。行きたいとかじゃなくて、行けないんだって思って、あの、本とか持ってきてくれるのよ。こういうところに行きたいと思いなさいとか。私には嫌みに聞こえちゃって、私がこんなね、行けないのに、あんな無理、無理なんて思ってたんですけど。今は行きたいなと思うようにはなりました。
この気持ちをずっともっていればいいんだけど、時々ね、後退しちゃうの。
私：時々ね。

樋口さん：後退しちゃって、まだ進むのは大変なんだけど、後退はすぐできちゃうの よね。

私：すぐできちゃうんですか。

樋口さん：うん。

私：すっと後退しちゃいますか。

樋口さん：何ていうのかな、何でって思っちゃうの。私が、それこそやっぱり人の せいにして、私が何かしたっていうのと、何にもしてないのに何でこんなんなんだ と思って。だからまだみつめてないのよね。信じられないっていうの。 （看護師の）皆さんがいらっしゃるとね、このエネルギーをいただいたり、こうパ ワーをいただいたり、いただけるだけ（笑）。 　　　　　　　　　（インタビュー2日目）

　　この語りの最後の「（看護師の）皆さんがいらっしゃるとね、このエネルギーをい ただいたり、こうパワーをいただいたり、いただけるだけ」という言葉について、 さらに次のように聞いてみた。

私：先ほどの髪の毛を洗ったりとか、おからだを拭いたりとか、そういうのは、今 のエネルギーっていう感じでいうと、どんな感じなんですかね。

樋口さん：言葉がわかんないけど、ちょっと生きがいになるかなと…。

私：さっき、あの（看護師の）皆さんが来てくれるとエネルギーをもらうというのは、 例えば、どんな状況のとき、そのように強く感じられたりしますか?

樋口さん：（病室に）入ってきたときに。（看護師の）皆さん結構笑顔で入ってらっしゃ るので。

私：あっ、入ってらっしゃったときに。

樋口さん：うん。たまにそうじゃない人もいるんだけれども。そうすると、こちらも 何ていうか、言葉がわかんないけど、うれしいとか思って。何かして、聞きに来 て、あんな（清潔ケア）してくださるために来てるから。

私：お部屋にこう、入ってくるというのがね。

樋口さん：それで、そのときに、あの、こう呼ぶでしょう。 そのときに自分の係じゃない人だと、何ていうかな、1、2、3、4、で行っちゃう

のね。この前なんかも「座ってください、私が離れられないんですよ」って言うの。それはね、私に「離れちゃいけない」って、立っているんだけどと思ったら、その、（自分の）係じゃなかったみたいね。

私：ああ。

樋口さん：そういう方もいらっしゃるし。インスリンで打つんですよ。

私：インスリン。

樋口さん：うん。そのときにね、何かね、こうやってね、お腹ここでしょう。こんな高いところからね。（手を天井に向けて伸ばす）嫌だと。

私：こんな高いところから。

樋口さん：うん。ぽんとかね、やる人がいましたよ。

私：やる人が。

樋口さん：ええ。だからちょっと、あんまり高いと、もうちょっと低くなります？とかね。もうどの人だったか忘れちゃったけど。でもだいたい、何ていうのかな、見かけ。やっぱりちょっと見かけもありますよね。あの、顔に出るものね。

（インタビュー2日目）

　この語りから、「皆さん結構笑顔で入ってらっしゃるので」、「そうすると、こちらも何ていうか、言葉がわかんないけど、うれしいとか思って」と、笑顔で病室に入ってくることで、樋口さんは「こちらも何ていうか、言葉がわかんないけど」と言葉を探しながらも、「うれしい」を感じていた。そのうれしさは、単なる笑顔から来るものなのだろうか。樋口さんは次に、「何かして、聞きに来て、あんな（清潔ケア）してくださるために来てるから」と語った。つまり、看護師が笑顔で病室に入る（来る）ことと、「何か」したり、「聞きに」来たり、「あんな（気持ちいい清潔ケア）」するために来ることが別のこととして語られているのではなく、看護師が「笑顔で病室に入る（来る）」こと自体が、樋口さんにとって「何か」したり、あるいは「聞きに」来たり、あるいは「ケアする」ことを予期させ、うれしいを感じていたと考えられる。身体が自由に動くことさえままならない樋口さんにとって、看護師が笑顔で病室に入る（来る）こと自体、「何かしたり、聞きに来たり」することを予期するのと同様に、「身体を拭くケア」自体もうれしく思い、エネル

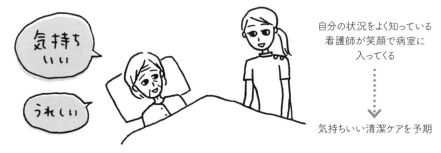

[図15] 看護師の患者へのかかわり方と「うれしい」のつながり

ギーをもらえる予期の一部として体験をしていたことがわかる。

　しかし、「たまにそう(笑顔)じゃない人もいる」と言う。このことから、笑顔で病室に入りエネルギーをもらえるような看護師もいれば、そうでない看護師もいることがわかる。そして樋口さんは、「自分の係じゃない人だと、何ていうかな、1、2、3、4、で行っちゃうのね」と言い、自分の状況をよく知っている担当の看護師とそうでない場合での対応の違いについて語った。また、インスリンの打ち方についても、「高いところから」、「ぽん」と刺す看護師がいたと言い、そのようなケアの仕方の違いは「だいたい、何ていうのかな、見かけ」や「顔に出る」と語る。これらのことから、受け持ちの看護師であるか否かによっても樋口さんへの関与の仕方が違い、また、ケアの仕方の違いは看護師の見かけや顔に出ることを教えてくれた。

　以上から、日々の入院生活において、患者がエネルギーある体験を得られるか否かは、病室に入室する際の看護師の笑顔や自分の状況をよく知っている担当の看護師とそうでない場合で対応に違いがあり、その看護師の関与の仕方が深くかかわっていた。つまり、看護師の患者へのかかわり方は、入院生活を送っている患者の体験とその意味づけに関与していた。身体を自由に動かすことさえままならない樋口さんにとって、看護師が笑顔で病室に入る(来る)ところから「何かしたり、聞きに来たり」することを予期するのと同様に、「気持ちいい清潔ケア」はうれしく思い、エネルギーをもらえることとしても体験されていた[図15]。

5 気づかなかったことに気づく

■■■■ 1 死にたいっていうのが、ちょっとわかっちゃったらまずいな

　インタビュー3日目に、その日、樋口さんに身体を拭くケアを予定しているとの情報が入ったため、樋口さんの病室に入り、ケアの際に参加観察およびインタビューをしたい旨、了承をいただいたところ、樋口さんから次の内容が語られた。インタビュー2日目には、洗髪の際に「生きているけど生き返った」について語ってもらい、「また、次に、続きでお話を伺います」と言って終了となった状況であった。

樋口さん：生まれてから、死ぬほうに行ってるっていうんだから、苦しむために生まれてきて、最後は死ぬっていうんだから、なんか、生きているうちに希望をもたないとつまらないね。ね。あなたたち、死ぬために生きてるんですよって。

私：生まれたときに、そっちに向かってるっていうのは、ありますよね。

樋口さん：ね。あるわね。まっ、でも、順番よくいったらいいのにね。

私：順番よくね。

樋口さん：ねえ。まあ。今度、自分だと思ったら、まっ、みんながそうしていれば納得いくかもわかんないけど、順番どおりいかないからね。よく、難病で生きてたりとか、偉いですよね。

私：順番よくっていうのは？

樋口さん：何年間かしか生きないとか言われてても、生き延びたりして、それで、克服とかしているんで、すごいなーと思って。

私：順番よくというのは、あと、何年ですよって言われて、克服したり、そういう。波がなくってことですか？

樋口さん：波、乗り越えて。

私：あっ、波、乗り越えて。

樋口さん：そういう人いますよね。世界に何人だけどね。テニスの人とか、運動で立ち直る人いますよね。あの世界でテニスで金とったりとか、足に筆もって絵描く人とか、結婚もしてね、そういう人から見たら負けちゃってるなあと思って。

私：生をもらってから、もう、その運命っていうか、ね。それは、まあ、みんな定まっているわけですものね。死に向かって行くっていうことは。その一人ひとり同じっていうか。生を授かるっていうんですかね。

樋口さん：そういうふうに、思えばいいんだけど。時々、何ていうの、うまくいかないときは、何で、こんなにして生んだの、とか、もうちょっと鼻がこうだったらとか、頭がどうだったらとか、勝手なこと言って。

昔の人は偉かったですね。母がね、何のために生まれてきたのかなーと思うくらい苦労したんですよ。（略）その母にも人生があって、よかったところがあったかもわからないけど、よーく「死にたい、死にたい」って言ってたんですよ。

　その後も樋口さんから母の「死にたい」についての語りが続き、以下の内容となる。

樋口さん：<u>時々、死んでもいいとか、死にたいっていうのが、ちょっとわかっちゃったらまずいなと思うんだけど</u>（笑）。

　その後、息を引き取るまでの間、すごく苦しむらしいこと、それ、乗り越えると楽になるとテレビの番組で言っていたこと、自分の母が亡くなるとき、眠っているんだろうなと思ったら、もう亡くなっていたことを語った。

樋口さん：でも、不思議ですね。亡くなって生まれるっていうのね。ねえ。うちの父が亡くなるときも、兄嫁がお腹大きかったの。

私：ああ。そうですか。

樋口さん：それで、生まれ変わりにはならないけど。どうして、亡くなって生まれんのかなーみたいな。思いましたね。

（インタビュー３日目）

　　樋口さんは、「生まれてから、死ぬほうに行ってるっていうんだから、苦しむために生まれてきて、最後は死ぬっていうんだから、なんか、生きているうちに希望をもたないとつまらないね。ね。あなたたち、死ぬために生きてるんですよって」と語り始めた。「生まれたときから死ぬほうに向かっていて」と、生まれることと死ぬことを別のものとして語るのではなく、生から死というものに方向性をもたせ、つながりのあるものとして語られた。苦しむために生まれてきているのだから、「希望をもたないとつまらないね。ね」と念を押すように言った。そして、その場には私と樋口さんの2人しかいなかったが、「あなたたち」と言い、不特定多数に向けて「死ぬ

ために生きてるんですよって」と言った。はじめは、苦しむために生まれてきて、最後は死ぬ、という順番で語られていたが、次の語りでは、死ぬために生きてると言い、苦しむということが、死ぬということに置き換えられて語られた。

　そして、私が「生まれたときに、そっちに向かってるっていうのは、ありますよね」と返答すると、「ね。あるわね。まっ、でも、順番よくいったらいいのにね」と言い、「あるわね」と同意をしつつも、「でも」を用いてそうではないことを伝えてきた。それが「順番よくいったらいいのにね」であった。そして、私が「順番よくね」と樋口さんと同じ言葉を繰り返すと、「ねえ。まあ。今度、自分だと思ったら」と自分に引き寄せて何かを語りかけるが、その次に「まっ、みんながそうしていれば納得いくかもわかんないけど」と、「みんなが」と不特定多数の主語に代わってしまった。そして、「そうしていれば納得いくかもわかんないけど」と語った。この「そうしていれば」とは、樋口さんのはじめの語りから「希望をもって生きてきていれば」ということができるが、そうであれば、おそらく死について納得いくかもしれないということを言いたかったのであろう。しかし、現実には「順番どおりいかない」と言う。つまり、希望をもちながら生きてきて、納得して死んでいくようにはいかない、と。そうであるから、「難病で生きてたり」する人は、樋口さんにとっては、何かの希望をもっていないと生きることが難しいと感じたのか、「偉い」と語る。

　ここで、樋口さんの言う「順番よく」について着目したい。改めて、私が「順番よくっていうのは？」と尋ねると、「何年間かしか生きないとか言われてても、生き延びたりして、それで、克服とかしているんで、すごいなーと思って」と返答し、何年間かしか生きないという期限がはっきりとした状況においても、生き延びたり、克服とかしている状態だと言う。つまり、実際には、希望をもちながら生きてきて、納得して死んでいくように順番よくはいかない中、難病の人たちはそうではないため、すごいと思っていたのであった。そして、樋口さんは「そういう人いますよね」と言い、テニスの人や、足に筆をもって絵を描く人をあげ、「そういう人から見たら負けちゃってるなあと思って」と、そういう人と比較する形で自分は負けていると話す。

　やがて話題は樋口さん自身にとっての身近な存在である母親に移り、最後に「死にたい、死にたい」と言っていたという内容に触れた際に、次のように語った。「時々、死んでもいいとか、死にたいっていうのが、ちょっとわかっちゃっ

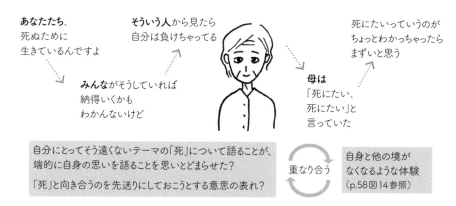

[図16] 樋口さんの「死」についての語りと、そこからみえてくること

たらまずいなと思うんだけど（笑）。」この段階で、樋口さん自身の思いについて、はにかみながらではあるが語られた。最初の語りでは、「あなたたち」を用い、次に「みんな」を用い、次に「そういう人」を用い、次に「母親」について語り、最後に樋口さん自身について語ったのであった。樋口さんがそのような語り方をしたのはなぜであろうか？　それは、この語りのはじめから「死」について語られ、樋口さんにとっては、もしかしたらそう遠くはないテーマである「死」について語ること自体が、端的に自身の思いを語ることをとどまらせ、不特定多数である「あなたたち」や「みんな」などと、自身から離れた人称を用いて語ることを要請されたともいってよいのではないだろうか。そして、樋口さんは「死」について語っていくうちに、「死んでもいい」や「死にたい」ということについて、「ちょっとわかっちゃったらまずいなと思うんだけど」と、自身のこととして「死」と向き合うのをためらうかのような思いを伝えてきた。むしろ、わかることを先送りにしておこうとする意思の表れである可能性がある。

樋口さんは、2日目のインタビューの洗髪での「生き返った」や「気持ちいい」状況について、自分の視界が「何にもなくなっちゃった感じ」を体験していた。ここでのインタビューでは、その「なくなって」しまう体験との結びつきについては明確に語っていないが、樋口さんの自身と他の境がなくなるような体験が、今回「死」という、いわば「なくなる」ことと重なり合い、つながりをもったものとして樋口さんの語りとして立ち現れたと考えた［図16］。

■■■■ 2　幸せに浸るとかって、ああ、目つぶるんだな

　以下は、インタビュー3日目に上記のような樋口さんの語りが午前中にあり、その午後に行った全身を拭くケア場面である。看護師から身体を清潔にするケアの方法について「どうしますか」と尋ねられ、樋口さんは次のように返答し、自らシャワーでなく、身体を拭く方法を希望したと言った。

> **樋口さん**：あの、さーって、かぶればいいって思うんだけど。あの、かぶって、今度、<u>立たないといけないでしょう</u>。あの、そんときに、<u>立てるかなとかって思うので</u>。<u>立ってすぐぴしゃっと座っちゃうんじゃね</u>。<u>今度、こっち（ベッド）に連れてこらんないので</u>、ちょっとじゃあ、今日はあの、シャワーじゃないのにして。
>
> 　病室に入ると、看護師は浴室から2つの洗面器を重ねて手に持って出てきたところであった。洗面台の上へ洗面器を置き、その中へタオルを入れ、水が流れる音が続いた。看護師は棚から衣類を取り出し、「新しいパジャマ、これでいいですか?」と差し出し、確認した。
>
> **看護師**：この間みたいに、ここに腰かけられます?
>
> **樋口さん**：…。
>
> 　樋口さんは返答せず、考えている様子をみせた。
>
> **看護師**：ちょっと厳しい? 足おろして。
>
> 　と声をかけ、<u>表情をこわばらせる樋口さんの表情を見て、「ちょっと厳しい」、「寝たままのほうがいい?」</u>と樋口さんの顔をのぞき込むようにして声をかけた。
>
> **樋口さん**：はい。
>
> **看護師**：うん。わかりました。
>
> 　と言い、ベッドの高さを調整し、洗面台で「じゃー、じゃっ」とタオルの絞る音をさせた。樋口さんはその間、パジャマのボタンを首元から順に外していた。そして、看護師は洗面台からベッドの側に向き直ると、「はーい。じゃあ、外しましょうか」と声をかけ、まだ外されていないボタンを外すのを手伝い、パジャマの袖を脱がせ、下に着ていたシャツを脱がせた。
>
> 　その後、看護師は胸部から腹部、両腕にタオルを何重にも当てた。タオルを当てられると同時に、樋口さんの目が閉じた。
>
> 　そして、看護師は、石鹸つきタオルを手に巻き、手首を把持して、手のひら、肘、腋の下、肩をリズムよく拭いた。その後、タオルで石鹸を拭き取り、胸部から腹部に覆われていたタ

オルを外し、顎の下、首、前胸部、腹部へと石鹸つきタオルがリズムよく「しゃっしゃっ」と音を立てた。そして、「じゃばじゃばー、じゃっじゃっ」と音を立て、途中で、すばやく洗面台に向き直り、何度かタオルを交換し、拭いた。

看護師は、「足のほう、失礼します。じゃあ、ズボン取りますね」と言い、パジャマのズボンを足元のほうへ下げて、厚手の乾いたバスタオルでそれぞれの足全体を覆った。そして、すぐに洗面台に向き直り、「じゃばじゃばー、じゃっじゃっ」と音をさせ、4枚のタオルを絞り、すぐに足首のほうからタオルをのせて、膝の部分で回転させ輪をつくり、大腿のほうまで覆い、さらに足首から太ももまで絞ったタオルを1枚のせた。

そして、すばやく洗面台に向き直り、石鹸つきタオルで左足、右足の順に、足の甲を軽く押さえ、足首、ふくらはぎ、膝、大腿を「しゃっしゃっ」とリズムよく音をさせて拭いた。その後、両足を石鹸のついていないタオルで拭き取った。「はい、じゃ、今度、窓のほうを向けますか?」と看護師が尋ねると、「はい」と樋口さんは返答し、「背中拭きますね」と声をかけると、樋口さんはゆっくりと窓側に向かって右肩を下にして横を向く格好をとった。そして、絞りたてのタオルを首から臀部に向けてピタッとのせると、すばやく洗面台に向き直り、石鹸つきタオルで肩の後ろ、首の後ろを拭いた後、背中全体を大きくリズムよく拭いた。

窓側に向いている樋口さんが、眼鏡を外して手に保持し、目を閉じた。看護師は洗面台に向き直り、すぐに石鹸のついていないタオルで肩、首の後ろを拭いた後、背中全体を大きくリズムよく拭いた。背中を拭いている最中と拭き終わった後、樋口さんから、

樋口さん:はーっ。

と、大きいため息が漏れた。

そして、看護師は、「ちょっと、前のバスタオルで背中、拭きますね」と、胸にかかっていた乾いたバスタオルで背中全体を覆い、水分を拭き取った。そして、コルセットの下の布を取り換えると、樋口さんは次のように言った。

樋口さん:<u>あんまり気持ちがいいので、声も出なかった。</u>

看護師は樋口さんの言葉を受けて、少し笑い、笑顔をみせて「ありがとうございます」と返答した。

看護師が「じゃあ」と声をかけると、樋口さんが「着るのは、立てる」と言い、看護師は<u>「あっ、大丈夫です?」</u>と声をかけ、樋口さんは「はい」と返答した。樋口さんが起き上がろうとして右手をベッドの柵にかけ、左手を柵にかけるしぐさをみせ、起き上がろうとするが、

起き上がることができなかった。

樋口さんは、表情を硬くしながら「ちょっとごめんね」と言うと、看護師は「はい」と答え、樋口さんは看護師に背中を支えられながら起き上がった。看護師は樋口さんに下着の袖を通し、その上から白いパジャマの袖を通した。看護師が「1回、じゃあ、横になりましょうか」と声をかけ、背中を支えると、樋口さんは枕に頭をゆっくりとのせた。「はい、いいですよ」と看護師は声をかけ、その後、「このへんで大丈夫ですか」と言い、コルセットを締め直した。

次に、看護師は「ちょっと待っててくださいね」と声をかけ、便器と白いビニールシート、お湯の入った透明のプラスチックボトルを準備し、「じゃ、お下、洗いますね」と声をかけると、「はい」と樋口さんは返答した。カーテンの向こうで、「お腰上げられますか」、「あっ、もう一度、ありがとうございます」、「じゃ、お湯かけますね」との声がした。

その後、看護師は仙骨部の洗浄をし、テープを貼り、下着を交換し終えると、レッグウォーマーを手に取り、「はい、右足から」、「はい、今度は、左足」と言い、足首から膝上まで伸ばすと、腫れていた下腿がすっぽりと包まれる格好となった。「はい、じゃ、もう1回、右足」、「今度、左足、はい」と声をかけ、パジャマのズボンに足を通した。「じゃ、今度、靴下履きますね」と声をかけ、「また、右足」、「はい、じゃあ、左足」と看護師の声に合わせて樋口さんの足が動いた。看護師は、「はい、OKでーす」と言い、背中のしわを伸ばし、「はい、いいですよ」と言い、ベッドの高さを元に戻した。

次に、「じゃ、からだをですね、上に、ご自身で行けますか?」と樋口さんに声をかけ、「よいしょ、よいしょ、もう1歩ぐらい行けます? はいOKでーす」と言った。すると樋口さんから、

看護師：ああ、幸せ。

と声が漏れ出た。樋口さんの言葉と同時に看護師も笑みを浮かべた。看護師は「疲れたでしょう」と声をかけ、ナースコールを元に戻し、タオルをすすいで絞り、お湯を流すと「じゃー」と音を立てた。浴室にタオルを干し、洗面器を置き、ボトルを洗い、うーご君（ベッドから身体が離れた際にナースコールが鳴るもの）を樋口さんの襟に手早く付け、退室した。看護師が退出後、次のように樋口さんは言った。

樋口さん：かゆいところに手が届いて、声が出なかった。

看護師：声が出なかったですか。

樋口さん：うん。

（インタビュー3日目）

樋口さんはケア方法について、「立てるかなとかって思うので」、「今度、こっち（ベッド）に連れてこらんないので」と言い、シャワーではなくベッドでの身体の清拭を希望した。ケアのはじめに、座ってケアが行えるか看護師が声をかけたところ、表情をこわばらせた樋口さんの表情を見て、看護師は「ちょっと厳しい」、「寝たままのほうがいい？」と、樋口さんの状態を確認してからの開始となった。

そして、看護師は胸部から腹部、両腕にタオルを何重にも当て、ケア途中もすばやく洗面台に向き直ったり、すぐに足首のほうからタオルをのせたりと、樋口さんが温かさを感じられるよう心配りのある仕方でケアがなされた。また、ケアの途中途中で「あっ、大丈夫です？」、「このへんで大丈夫ですか」、「じゃ、からだをですね、上に、ご自身で行けますか？」と、樋口さんが大丈夫かどうか、できるかどうかを確認しつつ、ケアがなされていた。そして、次の行動に移る際には、「ちょっと待っててくださいね」、「じゃ、お下、洗いますね」、「じゃ、お湯かけますね」、「はい、右足から」、「はい、今度は、左足」とその時々に声をかけ、次に何を行うかをていねいに伝え、最後に「疲れたでしょう」とのねぎらいの言葉かけで終了となった。

このように、樋口さんの身体の状態を、はじめだけでなく、その時々にも大丈夫か、できるかどうかを確認する仕方でケアがなされ、また、温かさが感じられるよう配慮のある仕方、次に何を行うかの声かけ等々、はじめから終わりまで、看護師は樋口さんに専心するような仕方でケアがなされたのであった。

以下は、上述3日目の全身を拭くケア直後に私が、「かゆいところに手が届きすぎて声が出なかったですか」と樋口さんに話しかけ、そのままインタビューへと入っていった内容である。

私：かゆいところに手が届きすぎて声が出なかったですか。

樋口さん：よくさあ、おいしいもの食べるとみんな目をつむるでしょ。ね。

私：はい。

樋口さん：んーっ、とか。目、つぶるっていうのは、満足なのかなあ。もう、私も、目、つぶったまま開けられなかった。なんか、開けるのもったいないなーって感じね。

私：気持ちがいいので声も出なかったってさっきおっしゃってたのは？

樋口さんの語り　69

樋口さん:うん、うん。何てのかな、隙間をおかず、タオル取るとき、すって寒気っていうか冷たくなるでしょ。それをぱっぱっとこう、すぐ、温かいのが来て、なんか、幸せだったな。こういうふうにされていたらさ、なんか、そのまま、していたいよね（笑）。

私:（笑）

樋口さん:もう、変なこと言うと、自分の不自由さ忘れて、なんか、楽になっちゃうのね。恐ろしい。溺れちゃまずい。はーっ。早く治さないとって思わないと。そういうのよくなっちゃって。（中略）

うん。何かね、本当にかゆいところが、ぽんと手が来て。まさか、あの、（陰部に）お湯なんか流してもらうと思わなかった。

私:ああ。

樋口さん:（陰部を）拭いておいてよかったなとか思ったけど。

私:ちょうどね、背中拭いていらっしゃるときにね、あの、ため息をね、大きなため息をつかれたんですね。

樋口さん:ああ、うん。あれはね、思わず出ちゃった。その、何て言うのかな、いい気持ちっていう感じで。

私:思わず出ちゃいました？

樋口さん:うん、出ちゃった。そのときに目つぶったの。あっ、幸せってね、あの、目開くということよりも、あの、浸る、幸せに浸るとかって、ああ、目つぶるんだなとか。そうしたらみんな、あの、おいしいもの食べたときに、うーんとか言うでしょ。

私:うん。

樋口さん:だから、ああ、目つぶるって幸せなんだとかって。

私:ああ。今日は目を開けるのもったいないっておっしゃってましたね。

樋口さん:うん、そう（笑）。何か現実に戻っちゃいそうで。

私:現実に戻っちゃいそう。

樋口さん:でも病気したからこそ、こういう体験させてもらったのよね。いいことも悪いことも含めて。

（インタビュー 3 日目）

　私が、「気持ちがいいので声も出なかったってさっきおっしゃってたのは？」と尋ねると、タオルを取るときに冷たくなるのを次々に「すぐ、温かいのが来て、

70　　Ⅱ…患者の語り

なんか、幸せだったな」との返答で、以前も樋口さんが語っていたように、温かいタオルが次々と来ることで「気持ちいい」を感じていたことがわかる。樋口さんの「あんまり気持ちがいいので、声も出なかった」という言葉は、背中のケアが終了したところで発せられた。そして、「こういうふうにされていたらさ、なんか、そのまま、していたいよね」と、ケア中に声も出ないほどの気持ちいい体験は、そのままでいたい状況でもあった。

　ここで、樋口さんのこの「そのまま、していたい」に注目してみたい。樋口さんは、「そのまま、していたいよね」の次に、「自分の不自由さ忘れて、なんか、楽になっちゃう」状況であると語った。この語りより、そのまましていたいのは、自身が立つのもままならない状況であることなどの不自由さがある状況の中で、そのような不自由さを忘れるほど、「楽」になってしまう状態であったためだろう。そして、そのことを「恐ろしい。溺れちゃまずい」と言った。午前中とは違い、樋口さんは午後のインタビューにおいて、ストレートに自身の状況について語れるようになっていた。樋口さんはそのまま楽になっちゃう状況を恐ろしく感じ、その楽な状況に溺れちゃまずい、と自分に言い聞かせた。「はーっ。早く治さないとって思わないと」と、さらに自身に言う。これらの語りより、それもすぐさま打ち消されるかのように、「そういうのがよくなっちゃって」と、いくら恐怖の気持ちやその状況に溺れないよう言い聞かせても、「早く治さないと」と思う意思がどうでもよくなってしまうほどの状態であったといえよう。

　次に、背中を拭いているときのため息について尋ねると、「あれはね、思わず出ちゃった。その、何て言うのかな、いい気持ちっていう感じで」と返答した。そして「いい気持ち」を感じた「そのときに目つぶった」、そしたら「あっ、幸せっ」と感じたという。つまり、樋口さんは「幸せ」は「いい重ね」により起こることを語ったが、「いい気持ち」は「目をつぶる」という行為と合わさることで、「あっ」という言葉どおり、瞬時に「幸せ」を感じていた。そして、その瞬時に感じた「幸せ」は、「浸る、幸せに浸るとかって」と、次には瞬時を通り越し、「幸せに浸る」に変化していった。

　その幸せに浸るときについて、樋口さんは「目をつぶるんだなとか」と言い、自身で目をつぶることで感じた幸せをかみしめ、気づく体験をしていた。そし

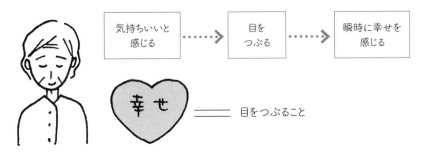

[図17] 目をつぶることと「幸せ」のつながり

て、その気づきを経て、「そうしたらみんな、あの、おいしいもの食べたときに、うーんとか言うでしょう」、「だから、ああ、目つぶるって幸せなんだとかって」と語った。今まで「気持ちいい」を感じ、「目をつぶり」、瞬時の「幸せ」を感じ、「幸せに浸る」ときには「目をつぶる」と語っていた樋口さんであったが、ここにきて「目をつぶる」こと自体が「幸せ」に変化していた。つまり、樋口さんの「気持ちいい」体験において、「幸せに浸る」ときに「目をつぶる」という状態は、「目をつぶる」こと自体が「幸せ」となる。これは、物事の因果的説明を超えて、ある事象とある事象が重なり合い、それがセットとなって1つの意味合いをもつ可能性を示唆していたといってもよいであろう[**図17**]。

そして、樋口さんは「でも病気したからこそ、こういう体験させてもらったのよね。いいことも悪いことも含めて」と、加えた。樋口さんは2日目のインタビューの中で、自身の状態について(p.59)、「何ていうのかな、何でって思っちゃうの。私が、それこそやっぱり人のせいにして、私が何かしたっていうのと、何にもしてないのに何でこんななんだと思って。だからまだみつめてないのよね。信じられないっていうの」と、以前は人のせいにしたい思いや、まだ自分自身の状況について受け入れられない思いや、信じられない思いを語っていたが、ここにきて「いいことも悪いことも含めて」と、よい・悪いを超えて、「病気したからこそ」このような気づきの体験をしたことに思い至った。つまり、よい・悪いという二項対立の考え方から、それを乗り越える体験をしていたといえよう[**図18**]。

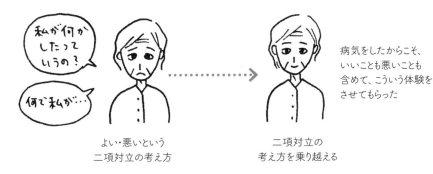

[図18] よい・悪いという二項対立の考え方から、それを乗り越える体験へ

3 温めるって、熱取ることなんだな

以下は、前述のインタビュー（3日目の全身を拭くケア）の続きである。

私：あの、その目をつぶるような気持ちいいっていうのは、入院して初めて、こう、感じるような感じでしたか。

樋口さん：うん、まあ、そのね、人の温かみ、それが今までちょっとおろそかになって、当たり前と思って、1日置き、あの、朝起きてね、いろんなことがあっても、まあ、当たり前、ああ、今日はよかったとか、そんな感じ方しかしてなかったので。（略）今まで何か自分がいちばん不幸だと思っちゃって。そうしたら、もっともっとね、まあ、言ってはよくないけど、いたんだなと思って。そういうのがわからなかった。あの、しみじみとね。本とか読むと、ああ、なるほどとか思うんだけど、それはやっぱりちょっと人の考えで、自分にはあんまり当てはまってなかったから。今こうやっていろんな人の手厚い看護を受けて、こういうことを体験させてもらったなと。それまで気がつかなかったというか。人の良さとかね、必ず裏表あるんだけど、いつも一方的にしかみてなかったこともあったなと思って。そうすると、さっきの、その、さっきではないけど、あの、温かみね、温かみの裏は寒いわけでしょう。で、あの、足をね、温めてるときに、温かいなと思って。で、前、あの、うんと、マッサージ師の人に、あの、私が温めるって言ったのよ。そうしたらね、温めるということは冷やすことなんだって。熱をね、与えるということは、熱を取っちゃうということなんだって。

私：ああ。

樋口さん：だから温めればいいというもんではないんだよと言って。むしろ冷やしたほうが、あの、温度を集めるんですって。

私：はあ。

樋口さん：へえと思って。そういえば、あの、何か北海道とかね、そっちの人たちって、そんなに、何て言うのかしら、いっぱいつけるけど、あの、温めるよりも、何か冷やさないようにしてるような感じして。

私：ああ。

樋口さん：ねえ。ああ、そうなのかと。

私：冷やさないようにね。

樋口さん：温めるって、熱取ることなんだなと思って。

私：ああ。

樋口さん：で、お風呂から出てくると、こう、熱がどんどんどんどん出ていくじゃない。

私：はい。

樋口さん：ねえ。必ず2つの見かたがあるんですね。 （インタビュー3日目）

　「目をつぶるような気持ちいいっていうのは、入院して初めて、こう、感じるような感じでしたか」という私の質問に対して、樋口さんは、「人の温かみ、それが今までちょっとおろそかになって、当たり前と思って」おり、「朝起きてね、いろんなことがあっても、まあ、当たり前」であったと言う。このことから、人の温かみや日々の様々な出来事といった他者とのかかわりや、日々の様々なことをひっくるめて当たり前としてとらえていたことがわかる。また、「ああ、今日はよかったとか、そんな感じ方しかしてなかった」と言い、樋口さんはこれまで、その日がよい日であっても、そのよかった1日の状況に浸るような感じ方はしていなかったといえる。「そんな」という言葉を用いたのは、その頃は様々なことに対して、当たり前や単なるよかったとしか思っていなかった自分に気づき始めたからであろう。

　そして、「今まで何か自分がいちばん不幸だと思っちゃって。そうしたら、もっともっとね、まあ、言ってはよくないけど、いたんだなと思って。そういうのがわからなかった」と語った。今まで自分が世の中でいちばん不幸だと思っていた

が、それが、ほかにも不幸だと思うような人々が多くいたことに気づき、その気づきは、自分自身から他者へ関心を開くものとなっていた。そして、その自身に閉ざされずに、他者に関心を開くことにより得た気づきは、看護師に関することからケア場面へと、話題を展開させていった。

　樋口さんは、「今こうやっていろんな人の手厚い看護を受けて、こういうことを体験させてもらったなと」と言った。インタビューの質問が「目をつぶるような気持ちいい」についてであるため、そのような「気持ちいい」を感じられるような体験は、樋口さんにとって「手厚い看護」によって支えられていたといえる。そして、そのような「気持ちいい」を感じられるような体験が、今までの樋口さん自身のもののとらえ方、つまり、何事にも当たり前やよい１日であっても単なる良しといったようなとらえ方、あるいは世の中で自分がいちばん不幸であるようなとらえ方しかしていなかった自身に気づき、他者のことに関心を向け始めるようになった、そのような体験につながっていたといえよう。

　そして、そのような気づきが、次への気づきにつながっていった。樋口さんは「それまで気がつかなかったというか」と前置きし、「人の良さとかね、必ず裏表あるんだけど、いつも一方的にしかみてなかったこともあったなと思って」と語り、人の良さなどという良し悪しは必ず裏表があり、今までは常に一方からしかみていなかった、と自分自身を振り返った。つまり、「目をつぶるような気持ちいい」体験を語ることを通じて、いろいろなことについて、以前は当たり前や単なる良しというとらえ方をしていたり、よいことを一方からしかみない見かたをしていたが、今では、よいことにもその裏があるような見かた、とらえ方をするようになった自身に気づいたのであった。

　そして、物事には裏表があるという気づきは、さらに、今までのインタビューの中で何度となく登場した「温かい」を経験として押し上げ、同時にその意味を更新させていった。「あの、温かみね、温かみの裏は寒いわけでしょう」と、温かみを「表」とすると「裏」は寒いと言う。このような語りの更新について、インタビューでの樋口さんの語りの内容を振り返ってみたい。

　当初、樋口さんが「気持ちいい」について語り始めたときは、「温かいのが気持ちいい」といった内容を語っていたが、それが、次には「温かみを感じられて

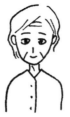

[図19] 物事には「裏表の見かた」があることへの気づき

幸せ」と、温かく気持ちいいことが樋口さんの幸せに通じ、次には気持ちいいを感じる温かみは、「やってくださる方の気持ちが通じる、ある」と変化し、最後に「温めるって、熱取ることなんだなと思って」と語った。そして、最後に「ねえ。必ず2つの見かたがあるんですね」に着地した。

　ここで、この「裏表の見かた」、言い換えると「2つの見かた」について着目したい。「裏表の見かた」があることや「2つの見かた」があることをはっきりと明言したのは、このインタビューであった。インタビュー2日目では、「自分で勝手にいい気持ちとか言うんじゃない」との語りがみられ、「気持ちいい」は自分1人で感じるものではなく、ケアを行っている看護師の気持ちが伝わることで感じることに言及し始めており、インタビュー3日目に入ると、インタビュー前日の「生き返った」という語りに続き、「死ぬために生きてる」、「不思議ですね。亡くなって生まれるっていうのね。ねえ」、「どうして、亡くなって生まれんのかなーみたいな。思いましたね」、「でも病気したからこそ、こういう体験させてもらったのよね。いいことも悪いことも含めて」といった語りがみられていた。これらのことから、インタビュー2日目において、「気持ちいい」体験を語る中で考えをめぐらすことが、次のインタビュー3日目の「気持ちいい」を語っていくうちに、自身を振り返り、自身の見かたを振り返る契機を与えられることで、最後に、物事には「裏表の見かた」があることに着地したといえる[図19]。

有馬さんの語り

1 　有馬さんの状態

年齢と性別：80代、男性
病名：急性出血性胃潰瘍[*1]
病状：入院直後は胃からの出血は止まっていたが、翌日の内視鏡検査後に、吐血。クリッピング（ステープラー様のもので出血部分を止める）等の止血や輸血の処置が行われ、出血が止まり、入院1週間後に食事の摂取が開始となったが、開始後4日目に2度目の吐血があった。再度、クリッピング等の止血や輸血の処置が行われ、止血した。その後、経過良好にて、研究開始時には飲水開始の許可が出された状況であった。データ収集開始時、血液検査にて貧血を認めた。既往症として脊柱管狭窄症[*2]があり、手術を勧められているが、行っていない。

　有馬さんに研究許可をいただいたのは、入院後14日目であった。有馬さんは入院前に洗面器1杯程度の血を吐き、一時は意識を消失し、救急車にて搬送された。さらに、入院翌日の内視鏡検査中に胃から出血（入院後1度目の出血）し、輸血を実施した。その後、出血が止まり、2日後に飲水のみ可能、1週間後に食事が開始となった。しかし、食事開始後4日目に膿盆3杯ほどの吐血（入院後2度目の出血）があり、輸血を実施した。その後は、貧血の進行はあるものの、吐血はみられず、研究開始1日目に、再出血の有無のための内視鏡検査が行われるところであった。以下はその際の、私との対話である。

❖1——胃壁の潰瘍部位に血管があると出血を引き起こす。出血に対しては、内視鏡的止血術が行われる。出血性胃潰瘍の場合、再出血の危険があることや、数日間食事ができないため入院加療を要し、内視鏡的止血が困難な場合は外科的手術が必要となることもある。

❖2——腰痛、足のしびれや痛みなどの症状がある。歩行が困難になったり、症状が悪化すると、排尿障害を引き起こすこともある。

有馬さんの語り　77

> **私**：今日は、検査なんですってね。
>
> **有馬さん**：今日、胃カメラ。もう、やなのね。胃が、こうあるでしょ。（両手を布団から出して、胃の形をなぞるようにして話を続ける）ね。それで、胃の中に穴が開いちゃってんの。その上のほうに。で、血管が出ちゃってんだよ。それで、血が全部流れて、もう、大変だった。
>
> **私**：そうですか。
>
> （インタビュー1日目）

　有馬さんは、入院翌日の内視鏡検査中に胃から出血した経験があり、「今日、胃カメラ。もう、やなのね」と、「やなのね」の言葉からわかるように、再度、内視鏡検査をすることへの嫌悪感を抱いている状況であった。そして、入院前に洗面器1杯程度の血を吐き、また食事開始後4日目に膿盆3杯ほどの吐血があり、輸血を実施するほどの緊急事態を体験していた。自身の胃の状態について「胃の中に穴が開いちゃってんの。その上のほうに。で、血管が出ちゃってんだよ。それで、血が全部流れて、もう、大変だった」と言い、胃に穴が開き、血管が露出している状況で、血が「全部」流れてしまうと表現したくなるほど、命の危険性を感じるような大変な体験をしてきたことがわかった。

　有馬さんは入院後の出血が2回みられたため、その間、医師よりベッド上安静の指示が出されており、この検査前日（入院後13日目）に車イスでの移動が可能との指示が出されたところであった。内視鏡の検査に呼ばれたと看護師が病室に入ってくると、有馬さんは看護師に次のように言った。

> **有馬さん**：あんた、1人でいいかな。
>
> **看護師**：え？
>
> **有馬さん**：あんた、1人で。
>
> **看護師**：私、1人で？ えーどういう意味でしょう。
>
> **有馬さん**：私、ふらふらして倒れちゃうから。
>
> **看護師**：あー。搬送さんっていって、その、来ます、もう1人。
>
> 看護師はその後、有馬さんのベッドを平らの位置まで戻し、左右に向いてもらえるよう声かけをしながら、検査着の上着に着替えさせた。着替え終わると有馬さんは次のように言った。

Ⅱ…患者の語り

有馬さん：あのね、地球の引力が強いからね、後ろに倒れちゃうの。<u>後ろに倒れ</u><u>ちゃうんで、ぼーっとして。</u>

看護師：お腰上げられます？

有馬さん：うん。

看護師：あのーパジャマだけ脱ぎますよ。はいっ。

　　パジャマのズボンのゴムの部分に手を回し、「はいっ」の合図と共に足首までズボンを引き下ろし、手早く折り畳んでベッドの足元に置いた。

有馬さん：<u>これでもね、〇年前は、今、〇歳でしょ。〇年前は校長だったのね。〇</u><u>〇学校の。だから、恥ずかしいのよ。こんななっちゃって。人に命令してきたの</u><u>が、こんなふうにお世話になっちゃって。</u>

　　有馬さんの着替えが終わると、ちょうど、搬送担当者が到着した。

看護師：有馬さん、車イスで大丈夫ですよね。あのーベッドのものじゃなくて。

有馬さん：ああ、大丈夫。

　　有馬さんは<u>ベッド柵につかまり、ゆっくりと起き上がる</u>と同時に、次の言葉が漏れ出た。

有馬さん：<u>ぼやぼやっとする。</u>

看護師：ちょっと、だからゆっくり行きましょう。

　　看護師は有馬さんの表情を見ながら腰に両手をしっかりと沿わせ、「ゆっくり、ゆっくり」との声と同時に、有馬さんも立ち上がり、すぐ右側に配置された車イスの座席を背にするように足の位置をずらし、ゆっくりと車イスの座席に座った。その後、車イスを押してもらい、病室を後にした。

（インタビュー1日目）

　　有馬さんは、検査に呼ばれたと伝えた看護師に「あんた、1人でいいかな」と言い、看護師の「えーどういう意味でしょう」という言葉を受けて、「私、ふらふらして倒れちゃうから」、「後ろに倒れちゃうんで、ぼーっとして」と、現在の状況として、ふらふらしたり、ぼーっとする状態であり、そのことが倒れることにつながってしまうと言った。そのような容易に倒れてしまい、自分で身体の動きをコントロールすることができない状況であるからこそ、検査に呼ばれたと聞き、「あんた、1人でいいかな」という言葉がとっさに出てきたのであろう。そして、ベッド柵につかまり、ゆっくりと起き上がるという有馬さんの起き上がり動作

の様子からも、機敏にはできない状況が見て取れ、さらに、有馬さんが看護師に対して伝えたように、ゆっくりと起き上がったにもかかわらず、「ぼやぼやっとする」という言葉が漏れ出たのであった。また、立ち上がるという動作においても、看護師が腰に両手をしっかりと沿わせ、「ゆっくり、ゆっくり」との声かけに合わせてやっと立ち上がれる状況であった。

　そのような有馬さんが、自分自身の状況について「これでもね、○年前は、今、○歳でしょ。○年前は校長だったのね。○○学校の。だから、恥ずかしいのよ。こんななっちゃって。人に命令してきたのが、こんなふうにお世話になっちゃって」と語った。この語りより、以前は学校の校長であった有馬さんが、人に命令してきた自分が反対にお世話になっている状況に対して、情けなさや恥ずかしさを感じている状況であることがわかった。

　検査のため、インタビュー1日目に話が途中で途切れてしまったため、翌日のインタビュー2日目の朝食後(入院後の2回目の吐血後、4日間の禁食期間を経ての食事の再開)、私は有馬さんの病室を訪れた。有馬さんに挨拶をしてベッドサイドのイスに座り、話を始めた。

私:ちょうど胃の形を手でこういうふうにされて、で、ご自身のあの、胃の状態を、お話をっていうところで検査に行かれちゃったんです。それでちょっとご病気のことが、あの、その話が途中になってしまったので。その検査を受けるときに胃のほうに、あの、まあ、血が出ちゃったって話をお伺いしたところで終わっちゃったんです。

有馬さん:何しろね、胃がこうあるのがね、あのー、こう、こうあるでしょ、胃が。それがね、胃が上のほうがね、このぐらいの穴が開いてて。もうこのぐらいって、その、これは私が見た感じの穴。

　有馬さんは右手で親指と人差し指の先を合わせて輪をつくりながら言った。

有馬さん:あの、あれモニターに出るから。その穴がふさがれて、そして引きつってんだよ、胃が。変形してんの、もう。普通の胃じゃなくて。穴をあれするために、再生するために、あのー、胃が勝手に活動するわけよね。そして、再生したものが、あの、引きつっちゃって、

80　　Ⅱ…患者の語り

ちょっと小さくなったような感じ。（途中略）

私：それで昨日は、あの、検査して、胃のほうは？

有馬さん：昨日、それで、あの、食べてもいいよってことになって。で、……ふさがったの、このぐらいの穴が。だから食べていいよって。で、ふさがったから胃が形が変わっちゃったわけよ。こういう、こういう、胃がね、形が変わって変な形になっちゃってる。

今日からね、あのー、一応、あのー、重湯とみそ汁とジュース、リンゴジュースを飲んでいいっていうことになって。

私：ああ。でも、何日ぶりですよね。あの、お口の中にその食べ物が入るっていう。

有馬さん：そう。何しろ地震があってから、9日間は何も食べなかったの。そして9日目から、食べて3日目ぐらいに、お粥ってなった日に、また、血、吐いたの。それでまた、今日まで全然食べない。

私：食べなかったんですね。

有馬さん：うん。嫌だなと思ったんだ。

私：あの、お粥食べるときに嫌だなと思ったんですか。

有馬さん：お粥食べるときに嫌だなと思ったんじゃなくてね、ああ、こんな生活、嫌だなと思った。

（インタビュー2日目）

　有馬さんは自身の胃について、「それがね、胃が上のほうがね、このぐらいの穴が開いてて」、「その穴がふさがれて、そして引きつってんだよ、胃が。変形してんの、もう」と、胃の上方に穴が開いており、空いた穴がふさがれたため、それにより胃が変形していると言う。そして最後の「もう」と付け加えられた言葉から、「もう」嫌だという気持ちを暗示しているとも考えられた。

　そのように変形した胃について、有馬さんは「普通の胃じゃなくて」、「穴をあれするために、再生するために、あのー、胃が勝手に活動するわけよね」と、普通といわれる胃とは違ったものになってしまったこと、および、穴をふさぐために再生する胃について、「勝手に」活動すると伝えてきた。「普通ではない」や「勝手に」という言葉を用いていることから、今まで自身と一体をなしていた胃

から、普通とは違う違和感のある胃として、あるいは自身の意思とは関係なく勝手に活動してしまう胃に対して、自身の胃でありながら、まるでそのつながりが希薄になったようなとらえ方をしていたと考えられた。そして、「ふさがったから胃が形が変わっちゃったわけよ。こういう、こういう、胃がね、形が変わって変な形になっちゃってる」と、再度、変形してしまったことを伝えてきた。

　食事について、有馬さんは「9日間は何も食べなかったの」、「食べて3日目ぐらいに、お粥ってなった日に、また、血、吐いたの。それでまた、今日まで全然食べない」と、食べられない日々が9日間続き、やっと食べられる状態になったが、再度吐血したために、再び食べられない日が続いていたと言う（入院後の2回目の吐血後、4日間の禁食期間を経ての食事の再開であった）。そして、「ああ、こんな生活、嫌だなと思った」と、繰り返し起こる吐血の経験を背景に、いつ、また吐血があるかわからない先行きの不安な状況も含め、「こんな生活、嫌だ」と思っていたのであろう。

　有馬さんの「嫌だ」という発言は、2日目のインタビュー中にも再度、対話に現れた。有馬さんはこれまでも何度か消化器関連の病状にて入院の経験をしていた。

有馬さん：でも、まあ、消化器、もうやだよ。こりごり。

私：こりごりですか。

有馬さん：胃カメラ飲むのがね、やだ。（途中略）

私：異物が入るわけですものね。

有馬さん：それで固形でしょ。流動じゃない、固形物が入るから。それも、ずっと途切れない、途切れないものだからね。

私：途切れなく、あー。

有馬さん：入っていくからね。

私：そうですね、ぐっと一瞬で飲み込むのと違うわけですものね。

有馬さん：そう。飴玉飲むのと違うから。

私：途切れない管が入るんですものね。

有馬さん：ほんとに、やだよ。

（インタビュー2日目）

82　　II…患者の語り

有馬さんは「消化器、もうやだよ。こりごり」と、今まで何度か消化器関連の病状で入院経験があるうえ、今回の入院では、命の危険を伴うほどのたび重なる出血を伴い、なおかつ食事がとれないような生活を過ごさなければならない状況を体験しており、そのことから「消化器」について「もうやだ」、「こりごり」と語ったと考えられた。そして、入院翌日に胃カメラの検査中に出血がみられた有馬さんにとって、「流動じゃない、固形物」であり、「それも、ずっと途切れない、途切れないもの」が消化管に「入る」、つまり「胃カメラ」を「飲む」ことは、これまで有馬さんが体験してきた消化管からの出血を想起させる可能性のあるものとして、「もうやだ」、「ほんとに、やだよ」という表現を導き出していると考えられた。

有馬さんの「やだ」という発言は、ほかにも2日目のインタビュー中に現れた。それは、自身で尿器を当てて10分ほどして、ナースコールにて看護師に尿が終わったことを告げ、尿器の処理をしてもらう場面であった。

有馬さん：<u>もう本当にね、人間おしまいよ、こうなっちゃ。半植物人間だもん。</u>

私：半植物人間？

有馬さん：うん。半。完全に植物人間じゃなくて、半植物人間。

私：半植物人間ですか。

有馬さん：<u>もう本当に食事も与えられて、食べさせられて、食べたら下から出る、食べたら下から出る、そういう関係で命を長らえている。そんなの嫌だ。</u>

（インタビュー2日目）

有馬さんは、ベッド上で、多い日には24回もの尿がみられるいわゆる頻尿状況にあり、尿器へ排尿するたびにナースコールを鳴らし、尿が出たことを伝えていた。「もう本当にね、人間おしまいよ、こうなっちゃ。半植物人間だもん」と語り、「もう本当に食事も与えられて、食べさせられて、食べたら下から出る、食べたら下から出る、そういう関係で命を長らえている。そんなの嫌だ」と、自身の身体が自由に動かず、食事も与えられ、食べたものを出すというただ単純な繰り返しの日々を送るしかない自身の状態を「半植物人間」と言い、その不自由さを感じていた。

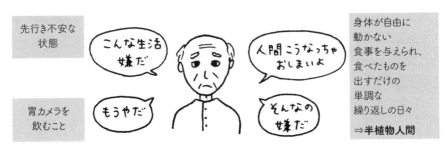

[図1] 有馬さんの体験に意味を与える「地」となる病状

　このような身体の状態にある有馬さんに対して、看護師は、顔を拭いたり、身体を拭いたり、シャワー浴を行ったりしている。そのとき有馬さんから「気持ちいい」という言葉も発せられる。それゆえ、有馬さんのこうした病状は、これから紹介する有馬さんの体験に意味を与える背景、つまり「地」として機能しているといっていいだろう[図1]。

2　「気持ちいい」の生起の仕方

■ 1　痛みを感じることで楽を求める

　以下は、インタビュー2日目に全身清拭の参加観察を行った際の内容である。その日は、入院後に胃から2度目の吐血をした後、初めてリハビリを再開した日であった。リハビリから病室に戻って1時間ほど経過した頃、看護師は有馬さんの病室に入り、ケアを始めた。

　看護師は着替えや使用するタオルを確認した後、洗面台にお湯を張った。
有馬さん：（リハビリ）行くだけで疲れちゃう。
看護師：リハビリ、今日どんなことしたんですか。
有馬さん：棒を使う、あの、平均台みたいの（平行棒）で20mぐらい歩いた。ふつう（入院前）は1時間ぐらい歩くんだけどね。何でもないときは、ヘルパーといっしょに。
看護師：本当はね、積極的に、こうね、歩いていただいたりとかするのがいいんですけど。まあ、ちょっと今はね、不安があるっておっしゃって。

看護師は自身の腕にタオルを当てて温度を確認し、その後、有馬さんの腕を温め始めた。

有馬さん:本当に寒いな。（部屋の温度を）2℃ぐらい上げて。

これを聞き、看護師は部屋の温度を28℃に設定した。その後、反対側の腕も同じように拭いた。その間、有馬さんは、戦争中は陸軍で飛行機を操縦していたこと、海外で写真を撮っていたこと等について話した。腕を拭き終わると、看護師は有馬さんに声をかけた。

看護師:起き上がれそうです？

有馬さん:起き上がれる。

看護師は有馬さんの電動ベッドの上半身部分を斜め45度程度挙上した。その日、有馬さんはトイレ等で起き上がりを3回しているという。

看護師:少し、あの、前のめりになって、背中を拭きたいんですよ。前かがみになっていただきたいんですけど、前かがみできます？

有馬さん:起き上がれる。

有馬さんはゆっくりと両方のベッド柵につかまり上半身を起こし、そのまま姿勢を保持した。その後、看護師は枕を有馬さんの背に置いて支えとし、背中、前胸部をタオルで拭いた。

看護師:次、足のほうを拭いていきますね。

足だったら、ちょっと今、手を伸ばしてやってみましょうか。この姿勢、今、こう、保てそうなので、ちょっとやってみません？拭くの。ご自分の手をちょっと伸ばして。

有馬さん:このちょうど腰の骨が痛い。

看護師:腰椎のほうもあれですよね、脊椎管狭窄症の腰椎。腰のほうの骨、ちょっとあれでしたよね。

有馬さん:やっぱり力が入らん。

看護師:入らなそう。じゃあ、ちょっとこのあたりだけでもやってみましょうか。久しぶりですよね、多分、ご自分の。

と大腿の近くを差し、有馬さんにタオルを渡した。有馬さんはタオルを受け取り、ゆっくりと自分の大腿を拭いた。途中、医師が病室に入り、対話をした。少し経つと有馬さんは苦痛の表情をして、

有馬さん:もうやめる！

と声を上げ、ベッドの背にもたれた。そして、腰骨をさすりながら言った。

有馬さん:ああ、苦しかった。ここが痛くなる。腰骨が。

有馬さんの語り

看護師：ごめんなさい。そうか、姿勢がつらかった？　厳しかった？

有馬さん：腰骨が痛くなっちゃったの。

看護師：やっぱり、こう、横になってると楽だとは思うんですけど、今の姿勢とか。でも、それをずっとしていると足の筋力とかもね、弱ってきちゃうので。せっかく、あの、お小水とかお通じとか、こう、こちらのほうにおトイレを持ってきて、あの、できるようにだんだんなってきてらっしゃるので、それはやっぱり続けたほうがいいですよ。

有馬さん：なかなかね。

看護師：今日は、やってみてどうでした？

有馬さん：やっぱり、だからこう立つ（起き上がる）でしょ。その途端にほわっとくる。ちょうど空から、こう落っこったみたい。ひゅーーって、うん、しっぽから。

看護師：それはちょっと気になっちゃいますよね、確かに。ごめんなさい。

　看護師はそう言って、その後、有馬さんを寝たままの姿勢にし、オムツを履かせた。

看護師：疲れちゃいましたね。

有馬さん：体力使い切った。

（インタビュー2日目）

　この身体を拭くというケアにおいては、「気持ちいい」との言葉が聞かれなかった場面であったが、どのように有馬さんと看護師が対話を行い、ケアを行っていたのかを以下に示す。

　このケアを実施したのは、有馬さんが入院して2度目の吐血後、初めてリハビリを再開した日であり、ちょうどリハビリから病室に戻って1時間ほど経過した頃でもあった。ケアのはじめに有馬さんは、「（リハビリ）行くだけで疲れちゃう」と言い、その日「平均台みたいの（平行棒）で20mぐらい歩いた」と、普段その大半をベッド上で過ごす有馬さんにとっては「疲れた」状態でのケアの実施となった。有馬さんの言葉を受け、看護師は「本当はね、積極的に、こうね、歩いていただいたりとかするのがいいんですけど。まあ、ちょっと今はね、不安があるっておっしゃって」と、大半をベッド上で過ごしている高齢の有馬さんにとって、積極的に歩いてもらいたいという思いを伝えながらも、歩くことに不安があることも理解を示していた。そのような対話の後、看護師は有馬さんの不安な気持ちも含み入れ、ベッド上で拭くことを決めたようだった。ベッドに臥床している有馬さ

んに「起き上がれそうです?」と声をかけると、有馬さんは「起き上がれる」と返答した。看護師は、その起き上がりについて次のように付け加えた。「少し、あの、前のめりになって、背中を拭きたいんですよ」、「前かがみになっていただきたいんですけど、前かがみできます?」この看護師の言葉かけに応答し、有馬さんは上半身をゆっくりと起こし、そのまま姿勢を保持した。

　看護師は、先に有馬さんに伝えていたように、なるべくだったら積極的に歩くまでになってもらいたいという意向が出ているかような次の言葉かけを行った。「次、足のほうを拭いていきますね」、「足だったら、ちょっと今、手を伸ばしてやってみましょうか。この姿勢、今、こう、保てそうなので、ちょっとやってみません? 拭くの。ご自分の手をちょっと伸ばして。」しかし有馬さんの返答は、「このちょうど腰の骨が痛い」であった。そのような痛みを訴える有馬さんの状況を踏まえ、「入らなそう」と言い、次に看護師が提案したのは、有馬さんにとって手を伸ばさなくてよい大腿を拭くという提案であった。「じゃあ、ちょっとこのあたりだけでもやってみましょうか。久しぶりですよね、多分、ご自分の」と大腿の近くを差し、有馬さんにタオルを渡した。有馬さんはタオルを受け取り、ゆっくりと自分の大腿を拭いたが、その途中で苦痛の表情をして「もうやめる!」と声を上げ、ベッドの背にもたれてしまった。有馬さんは自身の状況について、「ああ、苦しかった。ここが痛くなる。腰骨が」と、腰骨をさすりながら言った。有馬さんの腰の痛みは、脊柱管狭窄症の既往歴があり、そのために感じられたのであろう。

　そのように苦痛を感じた有馬さんに対して、看護師は「ごめんなさい。そうか、姿勢がつらかった? 厳しかった?」と謝罪と状態の確認をしながらも、「やっぱり、こう、横になってると楽だとは思うんですけど、今の姿勢とか。でも、それをずっとしていると足の筋力とかもね、弱ってきちゃうので。せっかく、あの、お小水とかお通じとか、こう、こちらのほうにおトイレを持ってきて、あの、できるようにだんだんなってきてらっしゃるので、それはやっぱり続けたほうがいいですよ」と、有馬さんの今後を見据えて、筋力が弱らないように、という思いがあることを伝えた。それに対して有馬さんは、「なかなかね」と言い、なかなかそうはいかない状態であることを看護師に伝えたのである。看護師が「今日は、やってみてどうでした?」と尋ねると、有馬さんは、起き上がった「その途端にほわっとくる」

と言い、単に痛みがあっただけでなく、起き上がることに伴う不快な感じがあることを伝えた。ケアの最後に「疲れちゃいましたね」と看護師が声をかけると、有馬さんは「体力使い切った」と、体力がなくなるほどの大変な状態であったことを話し、ケアが終了となった。

　この全身清拭の後、インタビューを始めようとすると、有馬さんから次のように語りかけてきた。

有馬さん：看護婦さんによってやり方が違うの。

私：そうですか。

有馬さん：あのー背中、拭くんでも、あのー。前の看護師はね、こっち向いて、あのー右向いて、次、左向いてって言って。それで、背中をせっせっせっせっとしてくれた。
今日は、そうじゃないもん。一度、立ち上がって、立ち上がって、起き上がって、それでからだ、拭いていたでしょ。それから、足なんかも、あの、起き上がって、起き上がって。
どう、何てのかな、あのー、起き上がって、えー。

私：タオルで拭けるところは拭いてくださーいって言って。

有馬さん：前の看護師は、全部、やってくれたの、寝たまま。

私：寝たまま。

有馬さん：全部やってくれたの。

（インタビュー2日目）

　有馬さんは「看護婦さんによってやり方が違うの」と言い、以前の看護師はベッド上で「こっち向いて、あのー右向いて、次、左向いてって言って。それで、背中をせっせっせっせっとしてくれた」が、「今日は、そうじゃないもん」と、以前とは違うやり方で清拭が行われたことを伝えてきた。「それから、足なんかも、あの、起き上がって、起き上がって」、「前の看護師は、全部、やってくれたの、寝たまま」と、その違いは、起き上がって実施するか、全部、つまりは最初から終わりまですべて、寝たまま拭くかの違いが看護師によってあると言う。そして、再度「全部やってくれたの」と言い、看護師によってやり方が違い、以前は、最

初から最後まで全部拭いてもらったことを強調した。

　以下の対話は、先のインタビューの続きで、有馬さんからケア中に「やめる！」と言ったそのときの状況を語り始めた。

有馬さん：腰が痛くなってるもう。それなんだから、早く、あれしちゃって。寝ちゃったんだ。うん。それが、楽だったの。

私：楽だったですか。

有馬さん：うん。

私：それで、楽で拭いてもらったときはどんな感じでしたか。

有馬さん：やっぱり、さっぱりする。

私：さっぱりしました。

有馬さん：うん。まあ、あれ。結局、痛ささえなけりゃあね、どんな、格好したっていいのよ。

私：痛さがなければ。

有馬さん：うん。あの一筋肉。痛さがなければ、どんな、格好してもいいの。それこそ、倒立してもいいし。うん。（途中略）
あのー。やっぱり、自分で楽にね、やってもらうのがいちばんいいの。

（インタビュー2日目）

　ケア中に「やめる！」と言った状況について、「腰が痛くなってるもう」、「それなんだから、早く、あれしちゃって。寝ちゃったんだ。うん」と語った。看護師の「少し、前のめりになって、背中を拭きたいんですよ」、「前かがみできます？」の声かけに促され、前傾姿勢をとり、さらに、看護師に「次、足のほうを拭いていきますね」、「足だったら、手を伸ばしてやってみましょうか」、「この姿勢、今、保てそうなので、ちょっとやってみません？ご自分の手を伸ばして」と促され、前傾姿勢で大腿を拭いてみたものの、その姿勢は有馬さんにとって腰の痛みを伴い、かつ「ほわっと」するような不快な感覚も合わさることでつらい状況を生み出し、それゆえ大腿を拭いている途中で自ら拭くのをやめ、背中をベッドにつけ、寝た体勢になった。そして、拭くのをやめてベッドに臥床した体勢をとった

有馬さんの語り　89

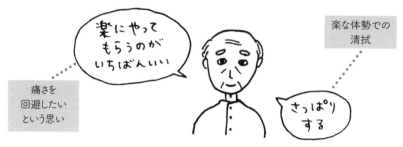

[図2]有馬さんにとっての「楽」と「いい」状態

　有馬さんは、「それが、楽だったの」と言い、「楽」であったのだ。
　そのように、有馬さんの希望どおり、途中から寝たままの「楽」な姿勢で清拭してもらったときには、「やっぱり、さっぱりする」と言った。この「やっぱり」とは、おそらく痛みや不快感を伴う状況ではなく、寝たままの「楽」な体勢で拭いてもらったからこそ、やはり、さっぱりとした感じを得られた、という意味を表しているものと考えられた。
　有馬さんは、身体を拭くというケア時の体勢について、「結局、痛ささえなけりゃあね、どんな、格好したっていいのよ」、「痛さがなければ、どんな、格好してもいいの。それこそ、倒立してもいいし」と語り、痛みがなければ、どんな体勢をとっても「いい」と2回も繰り返し言った。さらに、現実にはケアを実施するには無理な体勢であるとわかりつつも、「倒立してもいいし」と言うほど、有馬さんの語りから痛さを回避したいという強い思いが感じられた。
　そして、最後に「あのー。やっぱり、自分で楽にね、やってもらうのがいちばんいいの」と、ここでも「やっぱり」という言葉が用いられた。この「やっぱり」とは、結局のところ、有馬さんにとって「楽」な体勢で拭いてもらい、「さっぱりする」感じを得られるような身体を拭いてもらうケアが「いちばんいい」ということであろう[図2]。

■ 2　ちょうどいい温かみを求める

　「楽」にやってもらうのがいいと語った有馬さんは、続いて起き上がって実施したケア中の状況について、次のように語った。

有馬さん：うん。何しろね、どういうわけか、ふわっとするの、ふわっ、ふわっとする。こう、表現がおかしいかな。あのー…。あの、もやもやもやっとするね、何か。

私：もやもやもやっと。

有馬さん：目の前が、もやもやもやっとして。で、へたすると、それが失神というやつで、ひっ転がっちゃう。意識して転がるんじゃなくて、無意識に転がっちゃう、ええ。それと、もう1つね、このお湯を、もう少し熱くしてもいいなと思った。

私：ああ、お湯の温度を。

有馬さん：そうするとね、今、あの、こういうふうに、冷房の入った部屋だとね、気持ちいいって。うん。

（インタビュー2日目）

　有馬さんは、起き上がって実施したケア中の状況について、はじめは「何しろね、どういうわけか、ふわっとするの、ふわっ、ふわっとする」と、「ふわっ、ふわっとする」ことに対し、「どういうわけか」と言っていることから、自身でも明白な理由もない状況であることがわかる。そして、その「ふわっ、ふわっ」について、「こう、表現がおかしいかな。あのー…」と考え込み、ほかの表現を探すものの、出てきた表現が「目の前が、もやもやもやっとして」であった。つまり、前傾姿勢をとって実施されたケアの身体状況について、明確に説明できるような状況ではなく、擬態語を用いて表現をするしかない体験をしていた。「で、へたすると、それが失神というやつで、ひっ転がっちゃう。意識して転がるんじゃなくて、無意識に転がっちゃう、ええ」と、「もやもやもやっと」した状況は場合により「ひっ転がっちゃう」、つまりは「無意識に転がって」しまう状況であったと語った。

　これらのことから、ケア中、有馬さんの「ふわっ、ふわっとする」や「もやもやもやっと」した状況は、時として「無意識に」転倒につながるような状況であり、それは擬態語や無意識という言葉を用いているとおり、自分自身で身体をコントロールできる状況にはなく、あやふやで不確かな身体状況であったといえる。

　そして有馬さんは、「それと、もう1つね、このお湯を、もう少し熱くしてもいいなと思った」、「そうするとね、今、あの、こういうふうに、冷房の入った部屋だとね、気持ちいいって。うん」と、「それと、もう1つね」と前の事柄と並列をなす語を用いて、身体を拭くお湯の温度をもう少し熱くしてもよいと感じたと言

有馬さんの語り　　91

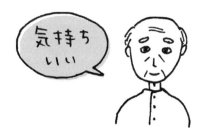
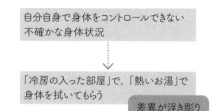

[図3] 環境に伴う身体感覚と、ケアに伴い得られる身体感覚の差異による「気持ちいい」

う。そして、次に「そうするとね」と語られていることから、実際には、身体を拭くお湯は有馬さんが思ったほどの熱さではなかったが、可能性の言葉として「そうすると」を用いて、「冷房の入った部屋であったならば」、熱いお湯で拭いてもらった温かさをよりいっそう引き立たせ、その温かさを感じることにつながることで「気持ちいいって」と話した。

つまり、有馬さんのおかれている環境に伴う身体感覚と、ケアに伴い得られる温かい身体感覚において、有馬さんにとってちょうどよい差異を感じることが「気持ちいい」につながっているといえよう。その「気持ちいい」は、先の有馬さんの語りより、自分自身で身体をコントロールできる状況にはなく、あやふやで不確かに感じていた身体状況であったからこそ、その差異がより浮き彫りになり、ちょうどいい温かみを求めていたと考えた[図3]。

そして、この「気持ちいい」についての語りは、前述の「楽」にやってもらうのが「いい」と言った後に、「それと、もう1つね」と並列的に語っていることから、「楽」がいいというのも、「気持ちいい」を成り立たせている「地」と考えられた。

3　全部やってくれる

次の語りは、インタビュー中、有馬さんから過去にシャワーが「気持ちよかった」との発言があり、「拭いてもらうすっきりさと、シャワーのときのすっきりさが違う」と語った際の対話内容である。

私：うーん。ご病気になられてそういう違いが、はっきり感じられるようになったとかってことはありますか。

有馬さん：えっ？

私：今回、あの、入院されて、いつものシャワーとは、また違う感じですか。

有馬さん：うん。そりゃ、そうよ。いつものシャワーだったら自分で洗って、自分で、あの、お湯かけて、時には、ずるもするでしょう。ずるっておかしいけど、今日はいいや、お湯だけにしちゃえとか、たまたまそういうことがある。そういうんじゃなくて、ここ（病室内）ではルーズとかそういうことなしにして、完全に、もう自分を無理して。全部、あれ、やってくれるから、すごくいい。

私：ああ。看護師が、あのー、いろんなところを、こう、洗ってくれる。

有馬さん：そう。全部。足から手から頭から。

私：ええ。

有馬さん：それで、あの、洗剤、持ってきたの。あの、デノアとか、レノアか、あれ、持ってきたの。

　　　有馬さんは、洗面台の上にあるビニールに包まれたポンプ式の液体石鹸に視線を送った。

私：ああ、からだを洗う。

有馬さん：うん。そう。

私：石鹸ですね。

有馬さん：石鹸、あれ持ってきて。それで、あれ（石鹸）で頭からからだから、全部洗う。

（インタビュー2日目）

　研究開始4日目にも、シャワーを実施している途中に有馬さんから「気持ちいい」という言葉が漏れ出た。有馬さんはその際のシャワーについて、次のように語った。

有馬さん：全部洗ってくれるからいいわけよ。シャワーを浴びているって感じがするわけ。ちょうど自分が1人でシャワーを浴びているのと同じやり方。（途中略）あの。あのね、やってもらっているっていうことを、何しろ自分で指示しなくても全部できるでしょう、やってくれるから。

私：はい。

有馬さん：そういう感覚で。あの。何しろ完全看護じゃなくて、完全シャワー。

有馬さんの語り　93

私：完全シャワー。あ、完全シャワー。

有馬さん：そんな感じだね。

　シャワー時に、有馬さんは自身の身体の状況について次のように語った。

有馬さん：やってもらっていればそれだけからだがきれいになるから。私、手が届かないし。からだが曲がらないから。シャワーを、あの、足を洗うときでもここまで（大腿を触り）しか洗えないの。

私：太ももの位置までしか。

有馬さん：この膝から下なんて、全然手がいかない。

私：じゃあ、足の裏なんかもいかないんですね。

有馬さん：全然、もう。　　　　　　　　　　　　　　　（インタビュー 4 日目）

　　この対話は、有馬さんが入院後、以前、シャワーの際に気持ちよかった体験があり、私が「病いの状況になってから、すっきりさの違いがはっきり感じられるようになったか、いつものシャワーとは違うか」について質問した際の内容である。有馬さんは「うん。そりゃ、そうよ」と、すっきりさの違いを感じるようになったと返答した。そして有馬さんは、「いつものシャワーだったら自分で洗って、自分で、あの、お湯かけて、時には、ずるもするでしょう。ずるっておかしいけど、今日はいいや、お湯だけにしちゃえとか、たまたまそういうことがある」と言う。病いの状況になる前は自分で身体を洗っており、たまにはお湯だけにする状況もあるが、病院では「そういうんじゃなくて、ここではルーズとかそういうことなしにして、完全に、もう自分を無理して。全部、あれ、やってくれるから、すごくいい」と、病室におけるシャワーは、たまにはお湯だけにするというような「ずる」あるいは「ルーズ」ということはなしにして、自分では多少無理する状況であったとしても、看護師が全部やってくれることに対して、"すごくいい"と感じていた。そして、私が「看護師が、あのー、いろんなところを、こう、洗ってくれる」と言うと、「そう」と同意し、「全部。足から手から頭から」と、足や手や頭といった隅々まで全部洗ってくれると答えた。私は「いろんなところ」という言葉を用いたが、返答は「全部」であった。そして、さらに「あれで頭からからだから、全部洗う」と、再度「全部」という言葉を用いて返答した。

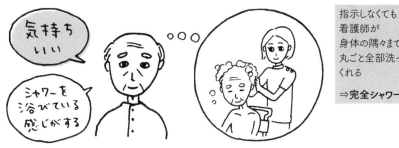

[図4] 有馬さんのシャワー後の「気持ちいい」体験①

　有馬さんは、4日目のインタビューにおいて、シャワー時の自身の身体状況について、「私、手が届かないし。からだが曲がらないから」、「シャワーを、あの、足を洗うときでもここまでしか洗えないの」、「この膝から下なんて、全然手がいかない」、足の裏も「全然、もう」届かないと言い、身体の隅々までを自身で洗えないことを伝えてきた。そして、「全部洗ってくれるからいいわけよ」と、4日目のインタビューにおいても有馬さんの口から「全部」という言葉が出た。そして、全部洗ってもらうことは、有馬さんにとって「シャワーを浴びているって感じがするわけ」と言う。

　つまり、有馬さんにとって、まだ立位の保持がままならず、シャワー用車イスという方法で座位をとる姿勢の状況下においてもなお、自身の身体を全部洗うのは無理であり、それを身体の隅々まで「丸ごと」全部、看護師が洗ってくれることで、「気持ちいい」を体験していた。この「丸ごと」全部ということが、有馬さんにとって「シャワーを浴びているって感じ」を体感させ、「気持ちいい」体験につながっていたと考えられた。

　さらに有馬さんは、「あの。あのね、やってもらっているっていうことを、何しろ自分で指示しなくても全部できるでしょう、やってくれるから」と言い、自分で指示をしなくても身体を全部看護師に洗ってもらえることを「完全シャワー」と命名し、「ずる」などのない身体の隅々まで「丸ごと」全部実施するケア全体をとらえて、最後には「完全」という言葉を用いて表現をしたのであった[図4]。

有馬さんの語り　　95

■■■■■ 4 案外と大丈夫な身体状況で行える

　以下は、過去にシャワーが「気持ちよかった」と有馬さんから発言があった際のインタビュー内容である。

私：シャワーに入られるか、それともおからだを拭くかっていうのは、その日によってやっぱり希望が?

有馬さん：希望じゃなくて、看護師のほうから、あの、やりましょうってくるから。

私：ああ。じゃあ、ご自分でシャワーにしたいとかって、おっしゃったわけじゃないんですか。

有馬さん：全然、そういうのは関係なし。私もシャワーなんて、嫌だなと思ったの。

私：ああ。

有馬さん：うん。でも、シャワー、イス持ってきて、ちゃんとね。がたがたがたって、あそこへ入って。で、カーテンを閉めて。そして、お湯をジャーッと出して。気持ちよかった。うん。

私：うーん、そうだったんですね。それは、もう何回か、シャワーをされたんですか。

有馬さん：2回。

私：あっ、2回。

有馬さん：うん。

私：ああ。で、はじめ、シャワーですってお聞きしたときは、嫌だなと思ったんですね。

有馬さん：そう。自分ができるかなと思った、からだが。

私：うーん。

有馬さん：ところが、案外と車イスにも乗れたし。押して入ってくれて、それで、そのままお湯をかけられても、平気だったから。

私：ああ、あの、車イス。あのー、そのまま入れる車イス、ありますもんね。

有馬さん：そう。シャワーの車イスで入って、がたがたがた。それで、洗ってもらった。

私：そのまま浴室に入れるような、黄色いね、色をした、あの、シャワーイスっていうのが。

有馬さん：うん、そう、あれがある。あれでもって、がたがたがたと。ただ乗る前だけ、ちょっとね、心配だった。大丈夫かなと思ったら、すっと乗れて。つかまって、乗れたから、うん。

(インタビュー2日目)

　この語りから、有馬さんははじめ「私もシャワーなんて、嫌だなと思ったの」と、嫌な気持ちを抱いており、それは「自分ができるかなと思った、からだが」と、シャワーに耐えられる身体状況かどうかを気に留めていた。しかし実際には、「シャワー、イス持ってきて、ちゃんとね。がたがたがたって、あそこへ入って」と、シャワー用のイスを持ってきてもらい、問題なく浴室へ「がたがたがたって」という感覚と共に入っていった。そして、「カーテンを閉めて。そして、お湯をジャーッと出して。気持ちよかった。うん」と、カーテンという仕切られた空間で、お湯を「ジャーッ」と出す感覚と共に、気持ちいいが体験されていた。その状況を有馬さんは振り返り、「ところが、案外と車イスにも乗れたし。押して入ってくれて、それで、そのままお湯をかけられても、平気だったから」と言った。はじめはシャワーに耐えられる身体状況か心配をしていた有馬さんであったが、実際には「案外と」シャワー用車イスに乗ることができ、その体勢でシャワーを浴びても大丈夫であり、当初抱いていた心配を打ち消してくれる状況にあった。そして、「あれでもって、がたがたがたと」と言い、再度「がたがたがた」という感覚を繰り返し語ってきた。この「がたがたがた」という表現は、乗った車イスがそのまま停滞することなく、あるいはリズムよく浴室に入っていったことを示すものとして感覚的にとらえられたものであるといってよいであろう。そして、私が「シャワーイスっていうのがある」と言うと、有馬さんは改めて「ただ乗る前だけ、ちょっとね、心配だった。大丈夫かなと思ったら、すっと乗れて。つかまって、乗れたから、うん」と、当初は心配だったけれども、車イスに「すっと」乗れることにより、自身のシャワーに耐えうる身体を感じつつ、大丈夫であったことを強調して語った。

　つまり、この場面での有馬さんの「気持ちいい」は、車イスに「すっと」乗ることができ、そして「がたがたがた」と停滞することなく、あるいはリズムよく浴室に入っていき、そこでお湯を「ジャーッ」と出すという一連の流れを含みもったものとして体験されていた。それは、最初にシャワーと聞いて、嫌だなという思いを抱き、シャワー

有馬さんの語り　97

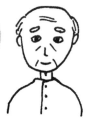

[図5] 有馬さんのシャワー後の「気持ちいい」体験②

に耐えられる身体状況かどうかを気に留めていた状況を乗り越え、身体が案外と平気である体験と共に「気持ちいい」体験が成り立っていたと思われる[図5]。

3 比喩的表現で語られる「気持ちいい」

1 制限なく腹いっぱいに食べられたときのような「気持ちいい」

入院後、「気持ちいい」と感じたことがあったかどうかを有馬さんに尋ねた。

> 私：ああ、気持ちいいっていうときもありましたか、入院されて。
> 有馬さん：うん、ある。あの、シャワーのところでは、気持ちよかった。
> 私：気持ちよかったですか。
> 有馬さん：シャワーのほうが、お湯が熱いのかな。

以下は、この有馬さんの「シャワーのところでは、気持ちよかった」という発言を受け、どんな感じで「気持ちいい」という感じがしたか、状況も含めて伺った際のインタビュー内容である。

> 有馬さん：うーん、表現すると難しいけどもね、あの、自分の好きなものあるでしょう、食べ物で。ね。それを、あの、制限なく、腹いっぱいに食べられたとき、そういうような感じ。

私：ああ。

有馬さん：だから、表現がへたかな。

私：えー。制限なく。

有馬さん：うん。もう、自分の大好きな、あの、例えばのり巻きをね、食べちゃいけないと思うんだけども、それを、もう、お腹いっぱいになるまで食べたとき、そういうような感じ。

私：そういうような感じ。

有馬さん：うん、ちょっと表現がしにくいや。 （インタビュー2日目）

　この語りから、有馬さんは「あの、シャワーのところでは、気持ちいかった」と、過去に体験した「気持ちいい」体験を思い出し、話してくれた。そして、「シャワーのほうが、お湯が熱いのかな」と、身体を拭いたケアの後のインタビューということからだろうか、「シャワーのほうが」と比較するような言い方で「お湯が熱いのかな」と思いをめぐらすが、次に出てきたのは「うーん、表現すると難しいけどもね、あの、自分の好きなものあるでしょう、食べ物で。ね。それを、あの、制限なく、腹いっぱいに食べられたとき、そういうような感じ」、「うん。もう、自分の大好きな、あの、例えばのり巻きをね、食べちゃいけないと思うんだけども、それを、もう、お腹いっぱいになるまで食べたとき、そういうような感じ」であった。有馬さんは、このインタビュー2日目にやっと食事が再開されたばかりであり、まだ食事の形態等の制限があった。徐々に固形に近づけていきながら、出血を起こさないかどうか、1日ずつ身体状況を踏まえて進めていかなければならない状態であり、特に塩分の入った食事等は制限なく食べられる状況にはなかった。そのような中で、「うーん、表現すると難しいけどもね」と前置きしながら、「自分の好きなもの」、つまりは「のり巻き」を多くは食べてはいけないとちょうど看護師に伝えられたばかりであったが、そのような「制限」があることがわかっている状況下で、「それを、もう、お腹いっぱいになるまで食べたとき」のような感じが、このときの有馬さんの「気持ちいい」感じであると言った。

　つまりは、ある制約のある状況下で、そうとは承知しながらも、制約を越えて得られたそのときの満足感というように言い換えることができるのではないだろうか。有馬さんは、語りの後に「うん、ちょっと表現がしにくいや」と付け加え、

有馬さんの語り　99

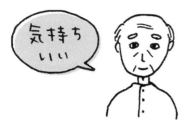

[図6] 制約のある状況下での「気持ちいい」体験

表現しづらい状態の中において、そのシャワーの「気持ちいい」感じについて、何とか語られた言葉であるといえよう[図6]。

■ 2 垢や何かが流れるような「気持ちいい」

以下の語りは、上記インタビューの「シャワーのところでは、気持ちいかった」という言葉を受けての内容である。

> **私**：からだを拭いていて、気持ちがいいっていうときとは違うんですか？
> **有馬さん**：とまた違うね。
> **私**：また違いますか。
> **有馬さん**：うん。あの、あっち（シャワー）はね、全部流されるっていう。
> **私**：ああ、全部流される感じ。
> **有馬さん**：そう。今までの、あの、垢や何かがね。まあ、付いてないだろうけども、垢や何かが、全部、洗ったあれで、頭から全部かけますよってかけてもらう。目をつむって、はい、かけますよってかけてくれる。
> そして、全部、こう、かけてくれると、本当、気持ちいい、言い切る。
>
> （インタビュー2日目）

有馬さんは「うん。あの、あっち（シャワー）はね、全部流されるっていう」、「今までの、あの、垢や何かがね。まあ、付いてないだろうけども、垢や何かが、全部、洗ったあれで、頭から全部かけますよってかけてもらう」と、身体を拭くというケアよりも、「あっち（シャワー）は」全部流されるっていう感じがすると言う。そし

て「まあ、付いてないだろうけども」と断りつつも、ほかの言葉がみつからないの
か、「垢や何か」と垢だけでない何かもいっしょに「全部、こう、かけてくれると、
本当、気持ちいい、言い切る」と、何度も「全部」という言葉を繰り返しながら、
シャワーで流されると、「本当、気持ちいい」と言い切るほどの気持ちよさである
と語った。

　以下は、同じインタビュー2日目に、「シャワーのほうが気持ちいい」と語った
際の続きの内容である。

有馬さん：<u>本当にシャワーで、垢だけで、身も心もって。</u>

私：身も心も？

有馬さん：<u>も、洗い流されるような感じ。ジャーッて。</u>

私：身も心も洗い流される。

有馬さん：うん。

私：ああ。そうか、洗い流されるんですね、身も心も。

有馬さん：本当。身も心も洗い流される、ジャーッと。（途中略）
あの、本当はね、身も心も流されるというのは、意味は全然違うわけ。<u>普通の
身も心もというのは、あの、それこそ成仏したみたいに。浮き世の世界から達
観したような世界に入る。そういうのを、だいたい身も心もというわけよ。聖人
君子というの。</u>

私：聖人。

有馬さん：君子。

私：君子。

有馬さん：うん。聖人君子みたいなものだけども、私のここで言うのは、あの、全
然違うような世界。

私：全然違うような世界なんですか。

有馬さん：<u>だって、聖人君子じゃなくて、本当の、あの、人間としてね、垢に染まっ
た、垢で汚れたからだを、全部洗い流してくれる。そして、その、洗い流すこと
が、心も何かすっきりするという感じで、身も心もというふうに表現したの、</u>うん。

（インタビュー2日目）

有馬さんの語り　101

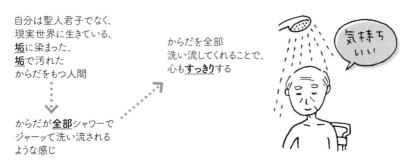

[図7] 垢(や何か)で汚れたからだが洗い流されることと「気持ちいい」のつながり①

　有馬さんはシャワーの「気持ちいい」について、「本当にシャワーで、垢だけで、身も心もって」と言い、私が「身も心も?」と確認すると、「も、洗い流されるような感じ。ジャーッて」と言った。シャワーで「垢だけで」と言いつつも、「身も心もって」と言い、それらが「ジャーッて」、「洗い流される」感覚であると語る。

　そして、その「身も心も」について、「普通の身も心もというのは、あの、それこそ成仏したみたいに。浮き世の世界から達観したような世界に入る。そういうのを、だいたい身も心もというわけよ。聖人君子というの」と、普通「身も心も」という意味は「成仏したみたいに」と言いつつ、達観した世界にいる「聖人君子」が用いるようなものであると語る。そして、有馬さんは「だって、聖人君子じゃなくて、本当の、あの、人間としてね、垢に染まった、垢で汚れたからだを、全部洗い流してくれる」と、自身は達観した世界にいる「聖人君子」ではなく、「垢に染まった、垢で汚れたからだを」もつ人間であり、その身体を「全部」流してくれて、「そして、その、洗い流すことが、心も何かすっきりするという感じで、身も心もというふうに表現したの、うん」と語った。「垢に染まった、垢で汚れたからだを」もつ人間を洗い流すことで、「心も何かすっきりする」という意味で「身も心も」というふうに表現したのだ。

　つまり、実際の有馬さんは達観したような世界にいるのではなく、現実にこの世界に生きている、「垢に染まった、垢で汚れたからだを」もつ人間であり、シャワーで「ジャーッて」、「全部」、「洗い流され」て、「すっきり」した感覚を得る、といった一連の流れとして「気持ちいい」を体験していたのである[図7]。

　そしてインタビュー3日目に、「シャワーのほうが気持ちいい」と言ったことに

ついて、有馬さんは「気分が、すごくよくなったということ」と語った。以下は、その続きの対話内容である。

有馬さん：今までふわーっとしたのが、はっと、こうなったという。

私：あっ、ふわーっというのは、あの、もやもやとか、昨日おっしゃってた？

有馬さん：そう、うん。

私：それが、はっとなった。

有馬さん：で、もやもやもね。変なふうなもやもやじゃなくて、あの、どういうふうに表現したらいいかな、あの、精神が、こう、もうろうとしてる状態が、ぱっと瞬間的に爽快になる。

私：あっ、精神がもうろうとした状態から…。

有馬さん：ぱっと爽快。

私：ぱっと爽快になる。

有馬さん：そう、そういうこと。（途中略）

うん。シャワーを浴びて、ね、垢や何か全部落ちたと。

（インタビュー3日目）

有馬さんはシャワーの気持ちよさについて、「今までふわーっとしたのが、はっと、こうなったという」と言った。私が「あっ、ふわーっというのは、あの、もやもやとか、昨日おっしゃってた？」と質問すると、「そう、うん」と返答し、「ふわーっとした」は「もやもや」でもあり、それが「はっと、こうなったという」と語った。そして、「で、もやもやもね。変なふうなもやもやじゃなくて、あの、どういうふうに表現したらいいかな」と、表現のし難さを感じながらも、「あの、精神が」と「精神」という言葉で説明を試みるが、次の時点で「こう、もうろうとしてる状態が」と言い換えられ、それが「ぱっと瞬間的に爽快になる」と言った。つまり、「ふわーっとした」や「もやもや」は精神／身体という二分した感覚ではとらえることのできないものであり、「もうろうとしてる」状態として語られた。この「もうろうとしてる」状態は、1つには「ふわーっとしたの」あるいは「もやもや」についての言い換えとして「もうろうとしてる」状態と言葉を変えて語られた可能性があり、もう1つには、シャワーを浴び「爽快」感を感じることで、逆にシャワーを浴びるまではそうでない状態、つまり

有馬さんの語り　103

「もうろうとしてる」状態であったと気づいた可能性がある。

　そして、「シャワーを浴びて、ね、垢や何か全部落ちたと」と有馬さんは語った。最終的にシャワーを浴びて「全部」落ちたのは、再度「垢や何か」という表現に戻されたのである。つまり、最終的に落ちたのは「垢や何か」であるから、「ふわーっとした」、「もやもや」あるいは「もうろうとしてる」状態は、「垢や何か」の「何か」に包摂されているといってもよいであろう。

　前述の「垢や何か」が流れたことについて、インタビュー４日目にも、有馬さんは次のように語り直しをした。

有馬さん：もろもろ、もろもろ。

私：もろもろ。あはっ（笑）、もろもろですね。

有馬さん：そう。何だってことは言えないこと。Ａだとか、Ｂだとか、Ｃだとかって、そういうことは言えないの。

私：言えない。

有馬さん：うん。

私：そうですか。

有馬さん：アルファベット全体だって。

私：全体ですね。

有馬さん：アルファベット全体が、だから流されるんだって。　　　（インタビュー４日目）

　語り直した「垢や何か」は、「もろもろ、もろもろ」であると言う。「何だってことは言えないこと。Ａだとか、Ｂだとか、Ｃだとかって、そういうことは言えないの」と、はじめに「垢や何か」と言い、語り直して「もろもろ、もろもろ」と言い、最後に「何だってことは言えない」と言い換え、そうとは断定できない状況を語った。

　つまり、有馬さん自身も明確に規定できる言葉をもちえない「何か」が、「全部」流されるような「気持ちいい」体験であったということができる。この、そうとは断定できない何かは、「アルファベット全体が、だから流されるんだって」と、「全体」という言葉を用いて、全体だからこそ、流されると言った。言い換えると、個々のＡとかＢとかＣとかといった個別のものであれば言葉として表現ができる

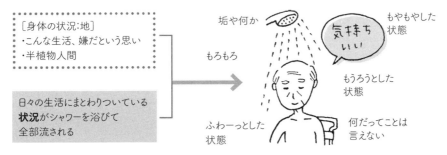

[図8] 垢(や何か)で汚れたからだが洗い流されることと「気持ちいい」のつながり②

が、そうではなく、「全体」であるからこそ「全部」流されると語ったのであろう。

　ここで、この「全体」に着目してみたい。有馬さんは、流されるものについて、「垢や何か」、「もろもろ、もろもろ」、「何だってことは言えない」と言い換えながら、最後に「全体」に着地した。そのようなものを「全部」流される「気持ちいい」体験をしたと言う。この明確に言語化できない「全体」とは、有馬さんの意識にはっきりと表れてはいないものの、「垢」、「垢に染まった」、「垢で汚れたからだ」という語を用いていることから、日々の生活のうえで有馬さんにまとわりついている状況で、それが流されることで本当に「気持ちいい」体験をしているといえよう。

　その一瞬流されることで「気持ちいい」と感じる、日々の生活上でまとわりついている「全体」なるものは何であろうか。1つには、前述の3日目のインタビュー内容から、「垢や何か」の何かに「ふわーっとした、あるいは、もやもや、あるいはもうろうとしてる状態」(p.103)が包摂されている可能性が示されたが、ほかにも、有馬さんが日々抱いている「こんな生活、嫌だな」という思い(p.81)、あるいは「食べたら下から出る、そういう関係で命を長らえている」「半植物人間」という状況(p.83)等も含んでいるかもしれない。そのような有馬さんの状況が「地」となり、それが流されることにより、「気持ちいい」という体験をしている可能性も否めないであろう[図8]。

■■■ 3　ばっとやって、「ああ、気持ちがいい」

　以下は、インタビュー4日目にシャワー途中で有馬さんが「気持ちがいい」と言ったことを受け、そのときの感じと状況について伺いたいと質問した際の対

話である。

> **有馬さん**：もう、その言葉そのもの。
>
> **私**：そのもので…。
>
> **有馬さん**：気持ちがいいったら気持ちがいいって、そのもの。
>
> **私**：そのものですね。
>
> **有馬さん**：よく経験すると思うけど、朝起きてね、窓を開けて深呼吸をする。もしくは山へ登る。樹海を通って。そして山の頂上まで来る、ある程度。そういう、ばっとやって、ああ、気持ちがいい。ああいうような気持ちと同じ。
>
> **私**：同じですか。
>
> **有馬さん**：うん。気持ちがいいというのはそういうこと。　　　（インタビュー 4 日目）

　シャワー途中で「気持ちがいい」と言ったそのことについて、状況も含めて語っていただけないかと質問したが、最初の返答は「もう、その言葉そのもの」、「気持ちがいいったら気持ちがいいって、そのもの」であった。そして、「よく経験すると思うけど」と前置きし、「朝起きてね、窓を開けて深呼吸をする。もしくは山へ登る。樹海を通って。そして山の頂上まで来る、ある程度。そういう、ばっとやって、ああ、気持ちがいい。ああいうような気持ちと同じ」と語った。このインタビュー 4 日目は、リハビリやトイレ以外は 1 日のほとんどをベッド上で過ごしている状態であったが、その状態を超え、「窓を開ける」、「山へ登る。樹海を通って。そして山の頂上まで来る」といったような空間的移動を体感しており、そのときの「ばっ」とやる瞬間的な気持ちと「気持ちいい」は同じであると言う。

■■■ 4　上空から江の島を見たような、すっきりとした「気持ちよさ」

　上記インタビューに続いて、有馬さんは「シャワーの気持ちよさ」について、次のように語った。

> **有馬さん**：だから、こう、拭いてもらう気持ちよさと、（シャワーの）気持ちよさが違うの。
>
> **私**：ああ、違うんですか。

有馬さん：表現が、そこはできないけどもね。（途中略）

海の上からね、江の島に行ったのと、空から江の島の上を回るのとは、全然違うわけ。（途中略）

私：違いますね。

有馬さん：うん。だから、そういうふうに、その人の感情によるだろうけども、空の上から江の島を見るちゅうのは、全然違うわけよ。

私：ええ。そのように、さっきのシャワーと、その、からだを拭くときの…。

有馬さん：感じは、結局、空の上から、江の島を見た感じと、同じようにすっきりとするわけ。

私：ああ、すっきりとするわけですね、はい。

有馬さん：ほいで、その、すっきりさが違うわけよ。

私：ああ。

有馬さん：あの、表現は悪いけど、ここで、こうふうに拭いてもらうすっきりさと、あそこ（浴室）でもって、全部お湯を流して、（看護師が）目をつぶってください、と言うと、はい、目をつぶる。頭の上からジャーッとお湯を流す、全部流す。これはすっきりしたと、すっきりさが違う。

（インタビュー2日目）

　有馬さんは、「だから、こう、拭いてもらう気持ちよさと、（シャワーの）気持ちよさが違うの」と、身体を拭くのとシャワーの気持ちよさが違うと語った。そして、「表現が、そこはできないけどもね」と、語りづらさを表現しながらも、「海の上からね、江の島に行ったのと、空から江の島の上を回るのとは、全然違うわけ」、「感じは、結局、空の上から、江の島を見た感じと、同じようにすっきりとするわけ」、「ほいで、その、すっきりさが違うわけよ」と、海上と空の上からの江の島はまったく違い、空の上から江の島を見下ろした感じのようにすっきりとすると言う。それは、具体的には「頭の上からジャーッとお湯を流す、全部流す。これはすっきりしたと、すっきりさが違う」と語る。先に「空の上」という言葉が用いられ、今度は「頭上」という言葉が用いられ、有馬さんより「上方」という感覚において、「ジャーッ」と「お湯を流す、全部流す」と、ここでも全部という言葉が用いられ、「これはすっきりした」と言い、その違いがあると語った。

有馬さんの語り　107

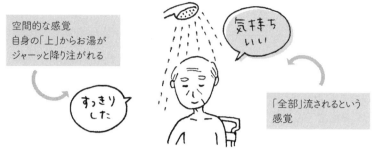

[図9]垢(や何か)で汚れたからだが洗い流されることと「気持ちいい」のつながり③

　つまり、有馬さんは「ここ」にいるが、それとは離れて「上」という空間的な感覚と関連させており、単にお湯を浴びるのとは異なる体験、つまり、自身の「上」に視点をおき、そこから自身に向かって降り注がれるお湯が「ジャーッ」という感覚と共に「全部」流される感覚を、「すっきりした」と言い、そのような「気持ちいい」体験であったのである[図9]。

　この次の日（インタビュー3日目）に、シャワーと身体を拭いたときの気持ちよさの際に出された江の島の話について詳しく伺いたいと伝えると、有馬さんは「空からね。江の島の上を、飛ぶでしょう」、「飛ぶと、ああ、江の島ってああいう島なのか、全体像が見えるわけ」、「ところが、下から見てると部分像でしょう。違いがそれだけあるわけ、全体像と部分像の」と、全体像と部分像の違いについて語ってくれた。

　インタビュー4日目のシャワー時に「気持ちがいい」という言葉が漏れ出し、その「気持ちよさ」について語る中で、再度、有馬さんから全体像と部分像についての語りがあった。有馬さんは吸い飲みを手にしながら、「この（吸い飲み）横から見ると、これだけしか見えないの。側面しか見えないの」、「上から見ると全体像で見えるわけ」と言い、「全体像と部分像」と説明を加えて語った。「世の中の出来事、全部そういう形で見ないとね。だから全体像というのはつかみ方が大きいのよ。平面的なものは、あの、つかみ方が小さいの。平面というか、側面はね、つかみが小さいの」と話し、見かたには全体像と部分像があり、全体像はつかみが大きいが、平面、つまりは部分像はつかみが小さいことを語った。

　そして、「気持ちいい」という言葉が漏れ出した状況について、次のように

言った。

> 有馬さん：シャワーを浴びた。だから頭の上からかけても平気なの。
>
> 私：ああ、頭の上から。
>
> 有馬さん：そう、シャワーを。頭を洗うでしょう。
>
> 私：ええ。
>
> 有馬さん：シャワーをずっとかけていく、こうやって。（頭の上に手を上げるしぐさ）
>
> 私：はい。
>
> 有馬さん：そうすると流れて、それはすごくいいあれで。
>
> 私：この頭の上からっていうのがまたいいですね。
>
> 有馬さん：そう、頭の上からシャワーを浴びせるのがいちばんいいの。
> だからからださえ元気だったらば、1人でもってヘッドをね、置いておいて、掛けておいて、その下へ立って頭をざっと洗うの。立って。
> でも、私、それができないから。腰かけたまま、それで頭からかけてもらって洗う。だから気持ちよかった。
>
> （インタビュー 4日目シャワー後）

　有馬さんは「シャワーを浴びた」と言い、ベッド上で身体を拭くときとの違いを強調するかのように、「だから」、「頭の上からかけても平気なの」と語った。ここでも頭の「上」という上方感覚が語られ、シャワーだからお湯を頭の上からかけても大丈夫だと言う。「シャワーをずっとかけていく、こうやって。（頭の上に手を上げるしぐさ）」と、頭の「上」にシャワーヘッドを位置させながら、「そうすると流れて、それはすごくいいあれで」、「そう、頭の上からシャワーを浴びせるのがいちばんいいの」と話した。頭の「上」からお湯を流していることを「そうすると」と言い、その流れるお湯はすごくよく、「そう」と言って、今度は身振りではなく、言葉で頭の「上」から「シャワーを浴びせるのがいちばんいいの」と語った。

　そして、「だからからださえ元気だったらば」と、現実には「元気」ではない状況において、仮定の「だったならば」を用い、「1人でもってヘッドをね、置いておいて、掛けておいて、その下へ立って頭をざっと洗うの」と、ここでもシャワーヘッドは有馬さんの頭の「上」にあるものとして語られた。しかし、「でも、

有馬さんの語り　　109

私、それができないから」と現実に戻り、立つことがままならない有馬さんは、「腰かけたまま、それで頭からかけてもらって洗う。だから気持ちよかった」と、ここでも「腰かけた」姿勢で、その「上」に位置する「頭から」かけてもらい、「だから」、「気持ちよかった」と話した。

　つまりこれは、自身の「上」に視点をおき、そこから自身に向かってお湯が降り注がれ、流される「気持ちいい」体験とも重なっていたといえよう。

4　「気持ちいい」ときの思い

■■■■　1　本当に、ここにいてよかった

　有馬さんはインタビュー2日目に、シャワーの気持ちよさについて「本当。身も心も洗い流される、ジャーッと。ということはね」と言った後、次のように語った。

有馬さん：<u>あの、本当に、ここにいてよかったなっていう、気持ちがするの。ただ入院したんじゃなくて、入院してこういうことがあった、よかったなって。</u>

私：ああ。

有馬さん：わかるかな、意味がちょっと。私もちょっと表現がね、うまくないからできないけども。

私：入院して、こういうことがあってよかったなって。

有馬さん：そう。<u>入院した中の、1つのいいこと。</u>

私：あっ、入院した中の、1つのいいこと。

有馬さん：いいこと。

私：ああ。

有馬さん：あの、本当に、ここにいてよかったなっていう、気持ちがするの。ただ入院したんじゃなくて、入院してこういうことがあった、よかったなって。

私：ああ。

有馬さん：<u>うん。だから、はー、ちょっとね、表現がうまくできないんだよ。</u>

私：ええ。大丈夫です、ええ。身も心も流されるっておっしゃって、それが入院して、あの、いいことの1つ。

110　　Ⅱ…患者の語り

> **有馬さん**：そう。入院ちゅうのは、ほらっ、つらい思い出ばっかしでしょう、胃カメラ飲む、ね。それから、ずっと絶食、点滴。もうそんなことばっかしで、本当に大変だなと思う。（途中略）
>
> **私**：その中で、そういう入院生活の中でも、いいことが。
>
> **有馬さん**：いいこと。　　　　　　　　　　　　　　　　　（インタビュー2日目）

　シャワーの気持ちよさについて「本当。身も心も洗い流される、ジャーッと。ということはね」と語り、「あの、本当に、ここにいてよかったなっていう、気持ちがするの」と言った。「ただ入院したんじゃなくて、入院してこういうことがあった、よかったなって」というように、「本当に、ここにいてよかった」という気持ちがするのは、単なる入院生活ということではなく、入院してこういうこと、つまり「気持ちいい」体験が得られたことがあり、それを「よかったなって」感じていたのである。

　それは「入院した中の、1つのいいこと」であると言う。そして、「うん。だから、はー、ちょっとね、表現がうまくできないんだよ」と、表現のし難さを語りながらも、「そう。入院ちゅうのは、ほらっ、つらい思い出ばっかしでしょう、胃カメラ飲む、ね。それから、ずっと絶食、点滴。もうそんなことばっかしで、本当に大変だなと思う」と、有馬さんの入院生活は「胃カメラ」の検査や長い「絶食」、「点滴」といった制限された状況で「つらい思い出」ばかりだと語った。

　入院前は一時期、海外で写真を撮るなどして過ごしていた有馬さんにとって、検査続きの生活や制限のある生活はつらい思い出として感じられていたのであろう。そのようなつらい状況であったからこそ、「気持ちいい」体験をすることは、単なるつらい入院生活に彩りを与えるような1つの「いいこと」となり、有馬さんに「本当に、ここにいてよかったなっていう、気持ち」をわき上がらせたのだと考えた。

■■■ 2　温かいほうのが、人間の心を温かくする

　以下は、インタビュー3日目の朝、参加観察したモーニングケアの場面である。

看護師が病室に入り、有馬さんに「歯磨きとお顔拭きと」と声をかけるが、有馬さんは「顔を拭くだけで」と言い、顔拭きのみを希望した。

看護師：じゃあ、お顔拭きしましょう。ちょっと、温かめにしてあります。

と言い、洗面台にお湯を張った中にタオルを入れ、絞りたてのタオルを広げて有馬さんに差し出すと、有馬さんは両手を布団から出し、タオルを受け取った。

有馬さん：ああ、ちょうどいい。

と言いながら、タオルを顔に当てて、ゆっくりと上下にタオルを動かした。

看護師：ちょうどいいですか。

有馬さん：そう。

看護師：温めますか、新しいの温めます？

有馬さんは軽く頷き、看護師にタオルを手渡し、再度、絞りたてのタオルを受け取り、顔の表面にぴったりとつけ、上下に動かし、看護師に渡した。　　　　　（インタビュー 3 日目）

　有馬さんの「顔を拭くだけで」という希望どおり、看護師は「じゃあ、お顔拭きしましょう」と声をかけ、絞りたてのタオルを「ちょっと、温かめにしてあります」と言って渡すと、有馬さんから「ああ、ちょうどいい」という言葉が漏れ出た。看護師は、ゆっくりと上下にタオルを動かしている有馬さんに視線を送り、「温めますか、新しいの温めます？」と言い、有馬さんが軽く頷くのを確認し、再度、絞りたてのタオルを渡したのであった。

　この朝の顔拭きについて、有馬さんは「気分が爽快になった」と返答した。以下は、私が、温度が温かいと気持ちいいとおっしゃっていたが、朝のタオルはそのような温かさだったか、と質問したときの返答内容である。

有馬さん：いや、温かくって、よかった、すごく。あの、眠ってる神経からピッと起きるわけ。だからいいんです。家でも、あのー、暖房のほうの、暖房というか、あの、温かいお湯を出して、顔、洗うでしょ、拭くでしょう。そういうときの感じ。そしてね、冷たいよりも温かいほうがね、拭いた感じがするの。

私：そうですか。

有馬さん：よく拭けたような気がするの。同じAというところ、拭いても、それがす

ごくこう、浸透してね、拭けた感じがする。

私：ああ。温かいタオルっていうのは、そういうことなんですね。

有馬さん：うん。だからかえって冷たいタオルじゃなくて、温かいほうのが、人間の心を温かくする。タオル以外でも。（途中略）

これがそうだ、ここがそうだっていう表現はできないけども、自然と温かくなってくると。

（インタビュー3日目）

　この朝の顔拭きについて、有馬さんは「いや、温かくって、よかった、すごく」、「眠ってる神経からピッと起きるわけ。だからいいんです」と語り、「温かいのがよく」、それは、朝「眠ってる神経からピッと起きる」ので「いい」と言う。そして、「冷たいよりも温かいほうがね、拭いた感じがするの」、「同じAというところ、拭いても、それがすごくこう、浸透してね、拭けた感じがする」と語り、冷たいタオルと比較して「温かいほう」が拭けた感じがすると言う。

　そして、その拭けた感じとは、「すごく」、「浸透」する感じだと言う。その温かいは「浸透」へととらえ方が変わり、「かえって冷たいタオルじゃなくて」と前置きしながら、「温かい」ということは、「タオル」で皮膚を拭くということにとどまらず、「人間の心を温かくする」と話す。有馬さんは、「これがそうだ、ここがそうだっていう表現はできないけども」と、断定はできないが、「自然と温かくなってくる」ような状態であると語った。

　このことから、「温かい」とは単なる物理的な温熱作用を超えて、「浸透」というとらえ方により、それは「人の心」までも「自然と温かくなってくる」ような「気持ちいい」体験であったといえよう[**図10**]。

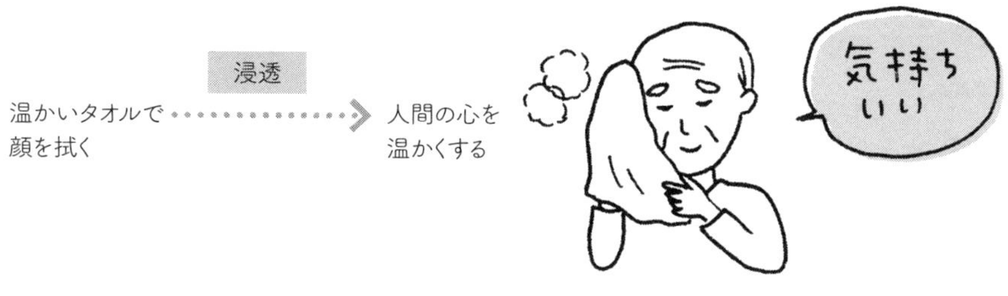

[図10]「温かい」と「気持ちいい」体験のつながり

5 「気持ちいい」の世界

■■■ 1 やらせているんじゃなくて、やってもらっている

　4日目のインタビューの朝、有馬さんの病室に挨拶のために訪ねると、有馬さんはその日行うケアについて、「今日はシャワーにしようと思って」と言った。有馬さんはまだ「ぼーっとする」、「ふらっとする」と言いながらも、シャワーは「立って、座って、あっちへ行って」、「からだを動かす」が、ベッド上で身体を清拭するのは「からだを右にやったり左にやったりするだけで、起きるってことないから」と言い、「起きるってことはいちばん必要なの、頭に」と言って、シャワーを選択した理由を話してくれた。

　そして、午前中、その日担当の看護師が病室に入ってくると、朝、看護師との間で決めていたシャワー浴について、有馬さんは次のように看護師と対話した。

有馬さん：いつやる?

看護師：どうしよう。リハビリの前にやっちゃいます? どっちがいいですか? いつでもいいですよ。午後でも。でも、あの歩行器で歩くことを考えると午後は体力温存しといたほうがいいのかなあーと思いつつ、午前中、シャワーやっちゃったら、リハビリのとき元気でないかなっていろいろ悩むことがあるんですけど。

有馬さん：リハビリ何時から?。

　　有馬さんは看護師にリハビリの時間を聞いた。(途中略)「それから(リハビリ後)シャワー
　　やって、ね」と有馬さんが言うと、看護師は、リハビリから帰るとちょうど12時前で、自分自
　　身が配膳の係りをしなければならないことを伝え、次のように提案を行った。

看護師：午後、じゃあ、シャワーやってみて、シャワーは車イスのやつで。

有馬さん：そう。

看護師：私もお手伝いするので、洗うのとかは。なので、そこまでは、疲れないかなーって思うので。

有馬さん：うん。疲れない。

看護師：リハビリで午前中がんばってもらって、午後はシャワーでちょっとさっぱり

II…患者の語り

して。1周ぐらい。

有馬さん：やる。　　　　　　　　　　　　　　　　　　　　　　　　（インタビュー 4 日目）

　有馬さんは、「今日はシャワーにしようと思って」と、自身がシャワーを希望したことを語り、看護師が病室に入るなり「いつやる?」と、ケアの時間を確認した。それに対し、看護師は「どうしよう。リハビリの前にやっちゃいます? どっちがいいですか? いつでもいいですよ。午後でも。でも、あの歩行器で歩くことを考えると午後は体力温存しといたほうがいいのかなあーと思いつつ、午前中、シャワーやっちゃったら、リハビリのとき元気でないかなっていろいろ悩むことがあるんですけど」と、有馬さんの体力温存と、元気にリハビリが行えるかということのはざまで、いつケアを実施するか悩んでいることを打ち明けた。

　そしてやり取りの結果、午後に行うことが決まり、「じゃあ、シャワーやってみて、シャワーは車イスのやつで」、「私もお手伝いするので、洗うのとかは」と、有馬さんの体力面を考慮に入れながらケアの方法が決められた。看護師は、「なので、そこまでは、疲れないかなーって思うので」と、有馬さんへの疲労への配慮ある言葉かけを行い、「リハビリで午前中がんばってもらって、午後はシャワーでちょっとさっぱりして」と、その日 1 日の流れも含みつつ、ケアの実施の位置づけがなされた。

　その後、予定どおり、午後シャワーを行うこととなった。以下は、その参加観察場面である。有馬さんはシャワー浴の前に、医師より「完全に治ったので 2 日後に退院」と告げられたところであった。

　看護師はシャワー前に、有馬さんが水を飲み、下痢を伴ったガスが出た可能性を知らされており、病室に入るとすぐに浴室に入り、ポータブルトイレを浴室の外に運び出した。有馬さんはその姿を見て、次のように言った。

有馬さん：大事になっちゃったよ。悪いでしょ。

看護師：一大イベント。いやあ、有馬さんのためなら。（途中略）

看護師：髪の毛洗います?

有馬さん：髪の毛なんかないからいいよ。

有馬さんの語り

看護師：ありますよ。じゃいっしょに石鹸で洗います？

　看護師は笑顔で言い、いつも有馬さんがビオレで洗っていることを確認した。

看護師：奥様、タオルも全部出してくれましたね。（途中略）
いったん、トイレまで行って、そこで、お尻だけ洗ってシャワー行きましょうか。
気持ち悪いと思うので。まずは、座りましょう。

　ベッドで臥床していた有馬さんは、看護師の声に促されて、ベッド柵に右手をかけ、ゆっく
りと上半身をベッドの左側に向けて起き上がった。

有馬さん：それでね、こうやったときに…。

看護師：ふらーっと。

有馬さん：そう。

　有馬さんが言いかけると、看護師は言葉の続きを言った。有馬さんは頭を少し下向きにし
ながら、そのままの姿勢を保持した。看護師は有馬さんの姿を見て、言った。

看護師：ずっと寝てたからだと思いますよ。だんだん起きている時間が長くなれ
ば、くらーっていうのは少なくなると思う。慣れてきてね、有馬さんのおからだが。

有馬さん：今日ね、あのー研修医の先生に2日後に退院って言われた。

看護師：みえてきましたね。先が。もう、すぐですよ。

　と言いながら、シャワー用車イスを、有馬さんに近づけた。

看護師：じゃ、どうぞ。ちょっと狭いイスなんですけど。退院するまでにちょっと慣
らしましょうか、おからだ、

有馬さん：うん。まっすぐ帰れないと困るから。

　有馬さんは腰を左右に浮かし、看護師はパジャマのズボンを腰から下ろした。

有馬さん：これはできんだよ。

看護師：まずは、お手洗いで。立たなくて。後ろから行きまーす。
がたんとしまーす。手、気をつけてください。

　看護師は有馬さんに声をかけ、シャワー用車イスを後ろ向きに動かした。病室のベッドの
左端にある浴室の入り口手前でいったんスピードを緩め、浴室の中に入った。浴室の中
に入ると、取っ手を指し、こう言った。

看護師：いったん、ここつかまって立ってもらっていいですか？
（ゆっくりと立ちがる有馬さんを見て）大丈夫そうです？

（トイレを背にして立った有馬さんに）後ろにトイレがあるので、ここにつかまって、（トイレに）座っちゃいましょう。いったん（オムツ）脱いで。

（オムツの中を見て）何にも出てないですよ。

有馬さん：じゃあ、ガスだけだ。

看護師：よかった、よかった。じゃあ、こっち（シャワー用車イス）座っちゃいますかね。じゃ、（オムツを）下まで下げちゃうので、はい。こっちも、はいっ。じゃ、またこっちにつかまってもらって、座っちゃいましょうか。よいしょ。

　　と、有馬さんが腰を下ろすのと同時に声をかけた。そしてシャワー用車イスのストッパーを固定し、有馬さんの左側に位置し、自身の背中の後ろ近くまでカーテンを引いた。

看護師：シャワー、今から出しますよ。

有馬さん：熱っついシャワーにして。（シャワーが出始めると）もっと、熱く。もう少し、熱く。もっと、熱く。

看護師：（お湯の温度を調整しながら）どうです？（お湯を有馬さんの手にかける）

有馬さん：あっ、いいよ、これで。

　　看護師が有馬さんの肩からシャワーのお湯をかけると同時に有馬さんは目を閉じ、しばらくの間、身体を動かさなかった。

看護師：お顔も洗いますか？ <u>頭もかけちゃっていいですか？ いきまーす。1、2の3！</u>（有馬さんの頭の上からシャワーをかける）

じゃあ、頭、ビオレで擦るので。いいにおいですね。じゃあ、ちょっと石鹸つけますね。（ビオレで頭を洗いながら）気持ちいいですか、これ。

　　その言葉を受け、有馬さんは自分で手を伸ばし、シャワーを保持し、頭の上からシャワーを流した。

看護師：じゃ、今の間、お背中洗わせていただいていいです？ もっとごしごし強くとかご希望がありましたら。

有馬さん：いや、いやない。

看護師：<u>大丈夫ですか？ 前は、ご自分で洗います？ 腕とか。</u>

有馬さん：洗って。

看護師：じゃ、有馬さん、足元洗わせていただくので、これ（シャワー）いったん、止めてもいいですか？（と、頭の上からシャワーをかけ続けていた有馬さんに聞く）

じゃあ、有馬さん、一度、立てますか？ 足の裏側を擦りますので、ここにしっかりつかまってくださいね。

（有馬さんの右横にある、横幅の広い取っ手を指差して）しっかり、立っててくださいね。

看護師は有馬さんの臀部、太ももから足首の後ろ、足の裏までを、石鹸の泡を立てながら擦った。シャワーを出し、足の裏、臀部、そして背中の泡を流したとき、有馬さんから次の言葉が漏れた。

有馬さん：気持ちいい。

看護師：気持ちいい、よかった。

有馬さん：うん。

看護師：もう1回、座って温まります？

有馬さん：はい。

看護師：はい、どうぞ。（シャワーを有馬さんに手渡す）
乾いたタオル、ちょっと持ってきますね。

（タオルを持って浴室に戻り）温まりました？ もうちょっと温まりたい？

有馬さん：うん。

看護師：もっと、熱くします？ お湯。これぐらいでいいですか？
なんか、私までシャワー浴びた気分になりました（笑）。温かくて。

有馬さん：あー。はい、いいでしょう。

有馬さんは笑いながらそう言い、4分半の間、自分の肩に左右交互に当てていたシャワーを看護師に渡した。

看護師：温まりましたかね。（乾いたタオルを有馬さんに手渡し）お顔からどうぞ。

有馬さん：（肩、背中を拭きながら）温かいです、からだが。

看護師：じゃ、かぜ引かないように、上だけでも着ていきましょうか。

有馬さん：うん。

看護師：お袖、通しちゃいましょうか。

有馬さん：うん。通しちゃう。

この後、有馬さんは看護師に冷房を止めてほしいと告げた。

看護師：じゃあ、冷房止めてきますのでボタン、はめてください。

看護師は浴室の外に出ていき、冷房のボタンをOFFにして浴室に戻り、有馬さんのパ

ジャマのボタンが留められていることを確認した。

その後、シャワー用車イスのストッパーを外して、こう言った。

看護師：曲がりますよ。まだ、ちょっとお部屋、涼しいかも。

看護師はシャワー用車イスのまま浴室から出て、ベッドの脇につけた。

看護師：じゃあ、足だけ通しちゃいますね。じゃあ、ここに立ってもらって。お尻、拭いちゃいます。

（有馬さんがベッドにゆっくりと身体を移すと）無事に終わりましたね。<u>大丈夫そうですか？寒くないですか？</u>

看護師は声をかけながら、使用したタオルを洗面台ですすぎ、洗濯物の袋に入れた。

有馬さん：頭、ぼーっとしている。

看護師：<u>今は、とりあえずゆっくり休んで。では、ごゆっくり。</u>（と言い、退室した）

（インタビュー 4日目）

　　看護師は、シャワー浴を行うために「一大イベント。いやあ、有馬さんのためなら」と言い、浴室の片づけが始まった。「髪の毛なんかないから」洗わなくて「いいよ」という有馬さんに対して、「ありますよ」と言い、「じゃいっしょに石鹸で洗います？」等と和やかな状況でケアが始まった。そして、「いったん、トイレまで行って、そこで、お尻だけ洗ってシャワー行きましょうか。気持ち悪いと思うので」と見通しのある声かけを行った。また、上半身を起こすと「ふらーっと」する有馬さんの状況をよく把握しており、その状態に対して「ずっと寝てたからだと思いますよ。だんだん起きている時間が長くなれば、くらーっていうのは少なくなると思う。慣れてきてね、有馬さんのおからだが」と声をかけ、見通しを伝えた。

　　有馬さんがケア中に「2日後に退院って言われた」と言うと、看護師は「みえてきましたね。先が。もう、すぐですよ」と励ましの言葉をかけた。有馬さんも「うん。まっすぐ帰れないと困るから」と返答した。そしてシャワー用車イスで浴室に入ると、浴室の中の取っ手を指し、「いったん、ここつかまって立っててもらっていいですか？」と言い、ゆっくりと立ちがる有馬さんを見て、「大丈夫そうです？」と配慮ある声かけを行った。

　　その後、お湯を出すと、「頭もかけちゃっていいですか」と声をかけ、「いき

有馬さんの語り　119

まーす。1、2の3！」と、これから行う行為について伝え、頭の上からシャワーをかけた。看護師はシャワーのケア中、「大丈夫ですか？」と状態の確認をしたり、「前は、ご自分で洗います？ 腕とか」、「じゃあ、有馬さん、一度、立てますか？」等と尋ねたりして、有馬さんができそうかどうかの声かけを頻回に行っていた。また、ケア中「ここにしっかりつかまってくださいね」、「しっかり、立っててくださいね」などと、安全に配慮する言葉かけもみられた。

　そして、背中を流しているそのときに、有馬さんから「気持ちいい」の言葉が漏れ、看護師も「気持ちいい、よかった」と素直な返答がなされた。

　その後、看護師は「温まりました？ もうちょっと温まりたい？」、「もっと、熱くします？ お湯。これぐらいでいいですか？」などと声をかけ、有馬さんの身体が温かくなるよう、ちょうどいい熱さに調整できるよう配慮していた。そして看護師は、「なんか、私までシャワー浴びた気分になりました（笑）。温かくて」と率直に感じたことを伝えた。

　シャワーを終えると「じゃ、かぜ引かないように、上だけでも着ていきましょうか」、「大丈夫そうですか？」、「寒くないですか」と、ここでも有馬さんの身体が冷えないよう、配慮ある行動と言葉かけを行っていた。有馬さんがシャワー後、「頭、ぼーっとしている」と言うと、看護師は「今は、とりあえずゆっくり休んで。では、ごゆっくり」と、気遣いの言葉をかけ、退室した。

　有馬さんはケア後、ケアを行った看護師について次のように語った。

有馬さん：私は○○さん（看護師名）にやらせているんじゃなくて、○○さんにやってもらっているんだっていう感じがする。○○さんにやってもらっているって。やらせているんじゃないの、あの子に。
私：やらせているんじゃない。
有馬さん：ね。自分がやってもらっているんだって。ありがたいことだと。

（インタビュー4日目）

　ケアを行った看護師について、はじめは「私は○○さん（看護師名）にやらせているんじゃなくて、○○さんにやってもらっているんだっていう感じがする」、

「○○さんにやってもらっているって。やらせているんじゃないの」と、「やらせているんじゃなくて」、「やってもらっている」と語った。この「やってもらっている」の語りには、シャワーにより「気持ちいい」感覚を得られたことや、看護師からの数々の配慮ある言葉かけ等も含みもち、「やらせている」といった強制をする感覚ではなく、「ありがたいことだと」との有馬さんの言葉からも、感謝の意を込めて「やってもらっている」と言っていると考えられた。

　そして有馬さんは、はじめは「○○さん」と看護師の氏名を出して語っていた内容が、語っていくうちに「○○さん」から「あの子」という表現に変わっていった。

■■■■　**2　2人で成り立つ世界**

　上記の語りの後、有馬さんは、「気持ちいい」というのは「点数をつけられるものではなく、AとかBとかCとかというんではなく、もう、全部、ひっくるめたものだ」と言った。「もうその、そのところでなされたことが、全部ひっくるめられたことっていうことですかね?」と確認すると、次のように返答した。

有馬さん:うん。何しろあの世界は、あの中(浴室を指して)に入っている世界は、あの子の世界なの。

私:あ、あの中に。

有馬さん:うん。誰の世界でもないの。あの子の世界。で、あの子の世界と思ったら、あの子のやるようにやって、そしてやった相手が気持ちよくなるようにやるのが、あの世界。

私:あの世界。

有馬さん:うん。あれは1つの世界なの、あの中。

私:あの中が。

有馬さん:うん。

私:それは、看護師と有馬さんの世界でもありますよね?

有馬さん:だからあの世界よ。

(途中略)

私:それは有馬さんと2人でつくり上げるんですかね?

有馬さんの語り　　121

有馬さん：えっ？

私：有馬さんと看護師というのが、何か、その世界を2人でつくり上げるっていいますか…。

有馬さん：そう、それ以外いないでしょう。3人でもないの、2人だけ。

私：2人だけ。

有馬さん：うん。だから成り立つんだよ、この世界は。 （インタビュー4日目）

　有馬さんは、「気持ちいい」というのは点数をつけられるものではなく、AとかBとかCとかというんではなく、もう、全部、ひっくるめたものであり、個々で何点、何点といったとらえ方はできず、全部包括したとらえ方しかできない現象であることを教えてくれたうえで、「何しろあの世界は、あの中（浴室を指して）に入っている世界は、あの子の世界なの」と語った。いきなり「世界」という言葉が有馬さんから出されたため、私が「あ、あの中に」と言うと、有馬さんは明確に「うん。誰の世界でもないの。あの子の世界。で、あの子の世界と思ったら、あの子のやるようにやって、そしてやった相手が気持ちよくなるようにやるのが、あの世界」、「あれは1つの世界なの、あの中」と答えた。ケアを行う看護師は、ここでも○○看護師ではなく、もっと身近な「あの子」と表現され、「あれは1つの世界なの、あの中」と言い、病室という空間の中で「気持ちいい」シャワーを行ってもらえるあの浴室の中は「1つの世界」であり、その世界は、「あの子の世界」であり、「あの子のやるようにやって、そしてやった相手が気持ちよくなるようにやるのが、あの世界」と語った。

　この語りから、有馬さんにとって「あの子の世界」という表現の背景には、「相手が気持ちよくなるようにやる」、つまり、有馬さんに「気持ちよくなってもらいたい」という感じが伝わるようなケアであったからこそ、より近づいた存在として「あの子」と有馬さんに表現させていたと考えられた。

　「それは、看護師と有馬さんの世界でもありますよね?」と質問すると、すかさず有馬さんは「だからあの世界よ」と返答した。このことから、「あの子の世界」には、すでに自分自身が内包されたものとして語られていたのである。そして、「有馬さんと看護師というのが、何か、その世界を2人でつくり上げるっていいますか…」

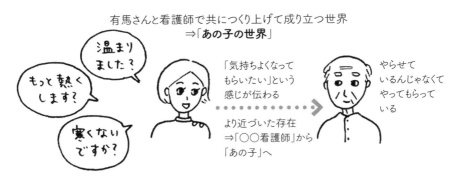

[図11] 有馬さんと看護師の2人で成り立つ「あの子の世界」

と私が言うと、有馬さんは「そう、それ以外いないでしょう」、「3人でもないの、2人だけ」、「だから成り立つんだよ、この世界は」と答えた。つまり、有馬さんが気持ちいいを体験した「あの子の世界」の「世界」は、「3人でもないの、2人だけ」という語りからも、看護師だけではなく、有馬さんと2人で共につくり上げられ、成り立つ世界であることがわかった[図11]。

3　ちょっとずつ違うそれぞれの世界

「世界」について、引き続き次のように私は質問を続けた。

> **私**：例えばここでからだを拭いたりするときにも、それはそこの世界ですよね。
> **有馬さん**：そう。
> **私**：からだを拭いている場面というか…。
> **有馬さん**：うん。
> **私**：それが1つの世界。
> **有馬さん**：そう。
> **私**：さっきみたいにシャワーを浴びて気持ちがいいって言ったあれも…？
> **有馬さん**：その世界。
> **私**：世界…。
> **有馬さん**：うん。それぞれの世界によって、あの、感じ方が違うわけでしょう。
> **私**：はい。

有馬さんの語り

> **有馬さん**：だから、ここでもって、横向いて、左向いて、こっち向いてって言ってやらせる世界もあるし、あの中でもって、はい、足上げて、はい、こうやって、こうやってという世界もある。
>
> **私**：そうですね。この間、からだを拭かれたときは、からだを右にやって、左にやってっていうような、そういう気持ちよさもあったとおっしゃって。
>
> **有馬さん**：ただ、人によってやり方がちょっとずつ違うわけ。
>
> **私**：そうですね。
>
> **有馬さん**：全部が全部同じじゃないの、ね。ステレオタイプじゃないので。機械にはめてこうがちゃっと、ひゅーっと来て、ひゅーっと、ひゅっと、ひゅっ、そういうふうな世界じゃないよ、ね。
>
> 　　　　　　　　　　　　　　　　　　　　　　　（インタビュー　4 日目）

　ここでのインタビューは、有馬さんから出された「世界」について確認したいと思い、「例えばここでからだを拭いたりするときにも、それはそこの世界ですよね」と質問したことから始まった。そして次に、「さっきみたいにシャワーを浴びて気持ちがいいって言ったあれも…?」と尋ねると、有馬さんは「その世界」と即答した。「それぞれの世界によって、あの、感じ方が違うわけでしょう」と、有馬さんにとって「からだを拭いたり」、「シャワーを浴びたり」するような状況にはそれぞれの世界があり、その世界、世界で「感じ方が違う」ことを伝えたかったのである。さらに付け加えるように、「だから、ここでもって、横向いて、左向いて、こっち向いてって言ってやらせる世界もあるし、あの中でもって、はい、足上げて、はい、こうやって、こうやってという世界もある」と言い、ベッドの上でからだを拭くのにも、様々な状況をつくり上げている世界があると教えてくれた。そして、「人によってやり方がちょっとずつ違うわけ」、「全部が全部同じじゃないの、ね。ステレオタイプじゃないので」と言い、その世界は、看護師一人ひとりやり方がちょっとずつ違い、同じではないことを伝えてきた。

　つまり、有馬さんの語りから、同じケア内容にも同じものはなく、それぞれ看護師によってやり方が違う「世界」が病室空間において体験されていたことがわかる。逆説的にいえば、その人によってやり方が違うと言う有馬さんの体験は、その違いのある看護師たちのかかわりと共に成り立っており、そのケアをする相

II…患者の語り

手と切り離しては体験できないことが有馬さんにおいて意味をもち、それを「世界」ととらえていたとも考えられた。

■■■■ 4　自分自身を洗っているような感覚で洗ってくれる

　翌日、「誰の世界でもない、あの子の世界。あの子の世界でもって、あの子のやるようにやって、そして気持ちよくなるようにやるのがあの世界」ということについて、もう少し詳しく伺いたいと伝えると、有馬さんは以下のように語った。

有馬さん：ここではからだを拭いてもらう、別世界。あそこ（浴室を指して）はあそこで、あれだけの空間が、別世界。だからそれを比較して検討は言えないけどもね。まあ、あの世界にのめり込んでいるということはね、どっちかと言えば。ちょっと簡単には言えない。難しくて。ただ、別世界だということは言える。ね。

私：このからだを拭くというようなことの、それも世界。

有馬さん：うん、別世界、1つの。あそこ（浴室を指して）へ入っているのも別世界。

私：あそこに入っているのも別世界。あそこに入ってあのシャワーを。

有馬さん：浴びているというのは別世界。それで、あそこ（浴室を指して）の、あの看護師さんは、あのときは一国一城の主なのね。

私：一国一城の。

有馬さん：一国一城の主。ね。

私：はい。

有馬さん：だってあそこでもっていちいち人に聞きながら、どうやるんですか、ああいうふうにやるんですかって。外にいる人がこうやって、ああやってと言わないでしょう。まず自分でもって教科書どおり、もしくは経験どおりにやるわけ。だから一国一城の主なんだ、あそこにいる人は。

私：あそこにいる人。そのときの有馬さんはどういう、どういう立場というか、その世界の中ではどういう存在というか？

有馬さん：もう身を任せている。

私：あ、身を任せている。

有馬さん：うん。

私：存在なんですか。

有馬さん：身を任せているっていうこと。

（インタビュー5日目）

　前日の「誰の世界でもない、あの子の世界。あの子の世界でもって、あの子の
やるようにやって、そして気持ちよくなるようにやるのがあの世界」ということについて聞くと、「ここではからだを拭いてもらう、別世界」、「あそこ（浴室を指して）はあそこで、あれだけの空間が、別世界」と述べ、前日と同様、それぞれのケアによって
世界があることを教えてくれた。「だからそれを比較して検討は言えないけどもね」
と断り、「ただ、別世界だということは言える。ね」と別の世界であると話した。

　そして、「あそこ（浴室を指して）では、あの看護師さんは、あのときは一国一城
の主なのね」と、患者が気持ちよくなるようにケアを行うときには、浴室の中では
「一国一城の主」となると言う。その意味を次のように語った。「だってあそこで
もっていちいち人に聞きながら、どうやるんですか、ああいうふうにやるんですかって。外にいる人がこうやって、ああやってと言わないでしょう。まず自分で
もって教科書どおり、もしくは経験どおりにやるわけ。だから一国一城の主なん
だ、あそこにいる人は。」この語りから、「一国一城の主」というのは、ケアを行
う看護師は、自分で教科書で習ったとおり、もしくは今までの経験をもとに行っ
ており、他者に聞きながら、あるいは「外」にいる人が指図する世界ではないこ
とがわかる。つまり、今まで有馬さんの語ってきた「世界」は、「他者」や「外」
の人から干渉を受けることのない、有馬さんとケアを行う看護師の親密な世界
であることを示しており、そのような世界が、そのときそのときのケアで成り立っ
ており、その世界は同じものは1つとしてなく、「ある」ということであろう。

　次に、その世界の状況において、「そのときの有馬さんはどういう、どういう
立場というか、その世界の中ではどういう存在というか？」と尋ねると、「もう身
を任せている」存在であると答えた。さらに、あの中（シャワーの浴室）では「安心
しきっている。それが私と看護師の間の関係なの」、「何とも言えない関係」と
語り、以下のように付け加えた。

有馬さん：それでいて殿様と家来の関係じゃないのよ。

> **私**：殿様と家来の関係ではない。
>
> **有馬さん**：うん。
>
> **私**：どっちが殿様と。
>
> **有馬さん**：あのね、看護師が殿様で、私のほうが家来。
>
> **私**：という関係でもない？
>
> **有馬さん**：そう。
>
> **私**：ということは、同じ立場。そういう優劣という立場ではないと。
>
> **有馬さん**：うん。それでいてしてもらっているって、やってもらっているって感じね。
>
> **私**：優劣がないんだけれども、してもらっているという関係。
>
> **有馬さん**：そう。難しい、難しいね。（途中略）
>
> うん。で、彼女らは義務じゃなくてね、もう何か自分自身を洗っているような感覚でして、俺を洗ってくれる、と思う、私は。
>
> （インタビュー５日目）

　有馬さんは、あの中（シャワーの浴室）では「身を任せている」と言い、それは「安心しきっている」状態でもあり、「それが私と看護師の間の関係なの」と語った。加えて、「何とも言えない関係」と言った。この「何とも言えない関係」とは、「身を任せている」あるいは「安心しきっている」状況ではあるが、「それでいて殿様と家来の関係じゃない」といった、ひと言では明確には言えない関係であることを示していた。

　有馬さんは、「それでいてしてもらっているって、やってもらっているって感じね」と言った。つまり、この語りから、ケア時に身を任せたり、安心しきっている状況ではあるが、有馬さんと看護師との間に上下関係、優劣の関係があるわけではなく、その状況でケアを「してもらっているって、やってもらっているって感じ」であるということであった。

　その感じとは、具体的に言うと、「彼女らは義務じゃなくてね、もう何か自分自身を洗っているような感覚でして、俺を洗ってくれる」という発言から、看護師の行為が勤務上の一端としての役割をこなす義務的なものではなく、看護師が自分自身を洗うかのように有馬さんを洗ってくれる感覚としてとらえていたことがわかる。このことから、看護師の側が相手の気持ちがわかるというレベルでは

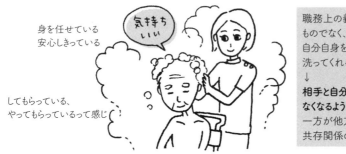

[図12] 相手と自分の区別がなくなるような体験と「気持ちいい」の関係

なく、有馬さんの側、つまりケアの受け手がケアを行う看護師の感覚を感じられるといった、どちらが相手となるのかがわからなくなり、区別がなくなるような体験、そういった「気持ちいい」体験を有馬さんがしていたといえよう[図12]。

5 やってもらっている私は1つの人間

有馬さんは、浴室から出たときのことを以下のように語った。

> **有馬さん**：そしてあそこ（浴室）から出る。ちょっと恥ずかしいな。で、まるで人形が、着せ替え人形がされるままに着せ替えられているという印象。表現がちょっとへたかもしれないけど。
> **私**：あそこから出ると、ですね。
> **有馬さん**：うん。
> **私**：その（浴室）、中にいたときは人形じゃないんですよね？
> **有馬さん**：人形じゃない。もう、やってもらっている私は1つの人間だけども、出た瞬間に着せ替え人形みたいに、上着て、下着てっていう形でなっちゃうから。（途中略）
>
> この有馬さんの人形という語りについて、私は次のように質問をした。
> **私**：上は着ていらっしゃって、それでイスに座られて、こう出てきたときに人形のような感じがするんですか？
> **有馬さん**：何しろ言われるままだろう。（途中略）
> 人形のように、はい、右足、左足っていうふうに入って、下を着せてもらった。

履かせてもらった。（途中略）

　そして、有馬さんは着せてもらった後について、「座って、寝ると」と言い、寝たときの状況について次のように語った。

有馬さん：寝た。こういうふうに寝てしまうと、また、私は1個の人間になるわけ、有馬太郎になるわけ。（途中略）

私：有馬さんになるんですね。こういうふうに終わって、はあと寝て。

有馬さん：うん。そうすると、まあ、テレビを観るとかするわけね。　（インタビュー5日目）

　　有馬さんは、「気持ちいい」シャワーが行われた「あそこ（浴室）から出る」と、「ちょっと恥ずかしいな」という感情が出てきて、浴室を出た途端、「まるで人形が、着せ替え人形がされるままに着せ替えられているという印象」を抱いたと語った。そして、「その（浴室）、中にいたときは人形じゃないんですよね?」という私の質問に対して、「人形じゃない」と答え、「もう、やってもらっている私は1つの人間だけども、出た瞬間に着せ替え人形みたいに、上着て、下着てっていう形でなっちゃうから」と言う。その着せ替え人形について、「何しろ言われるままだろう。人形のように、はい、右足、左足っていうふうに入って、下を着せてもらった。履かせてもらった」と語る。はじめは「気持ちいい」シャワーを体験し、1人の生き生きとした人間であった有馬さんが、浴室を出た途端、1人では十分に立つこともままならず、「上着て、下着てっていう形」や「はい、右足、左足っていうふうに」というように、看護師の声かけに従うように衣類を着せられた。そのとき、有馬さんには1人の人間としての感覚はなく、人形のようであると言う。そのようにしていったんは人形のようになってしまう有馬さんであるが、「こういうふうに寝てしまうと、また、私は1個の人間になるわけ、有馬太郎になるわけ」と、ベッド上で寝て楽な姿勢に戻ると、また1人の人間としての有馬さんが現れ出る。

　　ここで、「やってもらっている」私と、「言われるまま」の私とが異なることとして語られていることから、有馬さんの「やってもらっている」というのは、一方的にされているということではなく、先に述べたように「ありがたい」といった感謝の意を含んだものとして「やってもらっている」のであり、「言われるまま」という

のは、一方的に言われていることを示していたことがわかる。

そして、以上のケアの在り方から、そのときそのときで世界をつくり出し、時に「気持ちいい」ケアを体験した際には、通常抱いている身体上の動き難さ、あるいは治療上の制限、苦痛といったような「嫌な」日常を感じさせず、その世界に、「あの子の世界」に、そっと身を任せ、「気持ちいい」感覚に浸ることができるのである。

その「気持ちいい」体験は、外部や他者が関与することのない世界であり、2人で成り立たせ、ケアの受け手がケアを行う看護師の感覚を感じられるといった、どちらが相手となるのかがわからなく、区別がなくなるような世界、つまりは、一方が他方の中へと入り込むような共存関係の世界でもあるといえよう。

それが、いったん「気持ちいい」世界から離れると、現実の自由に動くことのできない自身に向き合わざるを得ず、さらに、先ほどまでまるで一体化してい

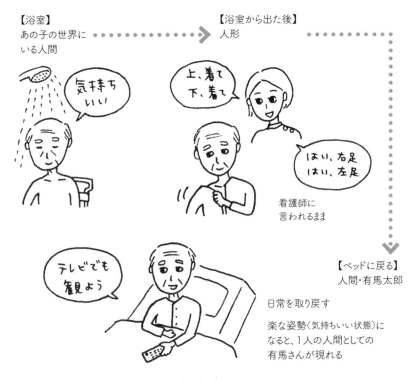

[図13] シャワー中からシャワー後の有馬さんの体験の移り変わり

たかのような看護師との姿はどこかに押しやられ、看護師のその声かけに「言われるまま」従う者という関係を一過性に体験する。

　しかし、有馬さんにとっての楽な体勢である寝た状態、つまりは「気持ちいい」状態になると、潜在的に潜んでいた「私」、つまり1人の人間としての有馬さんが立ち現れ、「うん。そうすると、まあ、テレビを観るとかするわけね」と、有馬さんは日常を取り戻すのであった[図13]。

菅原さんの語り

1 菅原さんの状態

年齢と性別：60代、男性
病名：過敏性肺臓炎[※1]
病状：入院後、軽い労作にて酸素飽和度が低下する状況があり、ステロイドパルス療法により徐々に酸素化の改善がみられた。酸素療法は必要な状況ではあったが、データ収集開始時にはいったん、外出できる状態にまで回復した。既往症として、重症筋無力症[※2]がある。

　菅原さんに研究許可をいただいたのは、入院後、6か月にちょうど入るときであった。入院時は1人で歩ける状態であったが、研究開始時には、抗原となる物質の回避とステロイドパルス療法の効果もあって酸素化の改善がみられてはいるものの、常時、安静時においても鼻からの（経鼻カヌラ）酸素吸入が2〜3/L必要な状況であった。

　菅原さんは連日リハビリを実施していたが、下肢の筋力低下が著しく、1日のほとんどをベッド上で過ごしていた。また、立位の保持ができないため、検査時等でベッドを離れる際には、車イスを使用しなければならない状況にあった。インタビュー2日目まではリハビリ室で座位を保持する訓練をしていたが、3日目からは1日に3回程度の立位保持の訓練が開始された。しかし、インタビュー5日目の前日より、本人の疲労もあり、立ち上がりの訓練は1日1回に減らされていた。

❖1──本来病原性や毒性をもたないカビや有機物、化学物質などを繰り返し吸い込んでいるうちに肺が過剰反応を示すようになり、その後に同じものを吸入し、肺胞にアレルギー性の炎症が生じた状態。その状態の持続により肺の線維化が生じ、常に咳や呼吸困難が生じる。
❖2──厚生労働省が指定する難病で、神経と筋肉のつなぎ目に障害が生じ、筋力が低下する。眼瞼下垂、複視等の目に関係する症状および、腕の挙上や脚がもつれたりする四肢の症状、嚥下困難等の症状がみられる場合がある。重症の場合は呼吸困難になることもある。

以下の菅原さんと看護師との対話は、インタビュー5日目の身体を拭くケア中に交わされたものである。

看護師：最近はリハビリでどういうことをしてるんですか？

菅原さん：うん、同じようなこった。全然変わんない。

看護師：全然変わんない。ベッドの脇に座るような感じで。

菅原さん：ああ、してる。してる。

看護師：座ったりはしてるんですかね。

菅原さん：座った。

看護師：そっから立とうっていう話にはならないですか？

菅原さん：座って、いや、立つ。立ってる。

看護師：立ってます？あら。もうちょっとじゃないですか、トイレに行くまで。

菅原さん：いや、行こうと思いや行けるんだろうと思うんだよ。

看護師：ああ、そうですか。今どのくらい立ってられますかね。

菅原さん：さあ。

看護師：お1人で、1人が支えれば立てるような感じですか？

菅原さん：ああ。

看護師：あらまあ。そうなんだ。

菅原さん：2、3分。あの…。

看護師：ずーっと立ってる必要はないんですけどね。いったん立って座っていただければ。

菅原さん：ただ、行けると思うよ。

看護師：ほんとですか。じゃあ、昼間の。人がいるときに。

菅原さん：ところが。便意を催すの。

看護師：間に合わない？

菅原さん：そこ（トイレ）行くの、くたびれちゃう。

（インタビュー5日目）

　菅原さんはリハビリの成果について「全然変わんない」と言い、変化がないことを看護師に伝えた。看護師に、座ったりしていて、そこから立つということに

菅原さんの語り　133

はなっていないかを確認されると、「座って、いや、立つ。立ってる」と、座るだけでなく、立っていることを伝えた。その返答を受けて、看護師が、トイレに行けるようになるまでもう少しであると話すと、「いや、行こうと思いや行けるんだろうと思うんだよ」と言った。最近は病室内にある5歩程度で着くトイレへも歩いていったことのない菅原さんは、「行こうと思いや」と仮定し、「行けるんだろうと思う」と言う。さらに看護師から、どのくらい立っていられるのか、1人が支えれば立てる状況かと、具体的な状況を尋ねられると、「さあ」や「ああ」といったんは返答をするが、実際に立っていられる時間が「2、3分」であると伝えた。

　そして、「あの…」と菅原さんが何かを言おうとしたそのとき、看護師の「ずーっと立ってる必要はないんですけどね。いったん立って座っていただければ」という言葉の「ずーっと立ってる必要はない」ことや、「立ってもその後、座れれば」といったことを受けて、現実には、前日より、疲労のために立位の練習が3回から1回に減っている菅原さんではあったが、「ただ、行けると思うよ」と答えた。菅原さんは、「ただ」実際に立っていられる時間が2、3分ではあるが、看護師に、ずっと立っている必要はなく、その後、座れれば大丈夫であることを伝えられ、その言葉に促されるように「行けると思うよ」と返答したと考えられた。看護師は、菅原さんの「行けると思うよ」の返答を受け、昼間の人がいる時間にトイレまで行くことを提案するが、菅原さんは「ところが。便意を催すの」、「そこ（トイレ）行くの、くたびれちゃう」と、いったんは「行けると思う」と思ったが、現実的に歩いてトイレへ行く間に「便意を催す」ことや、「くたびれちゃう」身体状況である自分に引き戻されてしまい、トイレへ歩いていくといった行為に至らない状況にあった。

　菅原さんは1日の大半をベッドで臥床して、テレビを観たり、新聞等を読んで過ごしていた。ちょうどインタビュー5日目は、本人の疲労から、立位の訓練が3回から1回に減った2日目の状況であった。入院後はいったんは改善をみせた呼吸状態も増悪し、下肢の筋力低下も徐々に進んでいた。

　インタビュー期間中、「僕、ここ長いから」、「長くなっちゃって、長くなっちゃって」といった言葉を頻回に語る菅原さんに対して、病気に対しての思いを一度尋ねたが、詳細な語りは得られなかった。そのため、病状についての具体的な質問はしなかったが、「僕、ここ長いから」ということなどが語られたのは、私が

菅原さんの語りを受けて、「看護師がケアをすることによって、すっと身を任せる、いわゆる安心感があるというようなそういう状況があり、そういう日々の中で、生活を送ってらっしゃる?」と尋ねた際や、その質問の続きで、同じケアでも「そのときの状況によって、気持ちが変わるかどうか」を尋ねた際であった。

インタビュー最終日の5日目に、「(看護師と)気心が知れた関係はすぐにはなれないですよね」と尋ねると、菅原さんは「そうそう、そうそう。そうならないと思う」と返答し、「いつも入院生活が長くなってるからっておっしゃってるのは、そういう意味も含まれているんですか?」と質問すると、以下の答えが返ってきた。

菅原さん:うん。だってもう、〇月、〇月、〇月、〇月、〇月、丸5か月だもん。
私:5か月。
菅原さん:うん。　　　　　　　　　　　　　　　　　　　　　　（インタビュー 5日目）

菅原さんが語る「僕、ここ長いから」、「長くなっちゃって、長くなっちゃって」は、入院生活が5か月間、経過していることを示しているだけでなく、次のような意味をもっていたと考えられた。菅原さんは、「看護師がケアをすることによって、すっと身を任せる、いわゆる安心感があるというようなそういう状況があり、そういう日々の中で、生活を送ってらっしゃる?」という私からの質問に対して、「長くなっちゃって、長くなっちゃって」と返答しており、長い入院生活により、ケアを行う看護師に身を任せ、安心感がある状況でケアを受けられるような状況をも生み出されていると考えられた。また、その「安心感がある」に関する質問の続きで、同じケアでも「そのときの状況によって、気持ちが変わるかどうか」を質問された際にも、菅原さんは「気持ちが違ってくることは間違いない」と言った後に、「僕、ここ長いから」と答えた。このことから、長い入院生活の中で、同じ内容のケアを何度となく体験してきた菅原さんであるからこそ、そのときの状況により、ケアにより安心を感じられる状況がある一方で、そうではない状況があることを知っていたのであろう。

さらに私が、「(看護師と)気心が知れた関係はすぐにはなれないですよね」と言うと、「そうそう、そうそう。そうならないと思う」と答え、「いつも入院生活が

長くなってるからっておっしゃってるのは、そういう意味も含まれているんです
か?」と尋ねると、「うん。だってもう、〇月、〇月、〇月、〇月、〇月、丸5か
月だもん」と返答した。つまり、菅原さんと看護師が互いに心が通じ合うような
関係はすぐには築けず、長い入院生活を経たからこそ築けた関係であることを
も同時に示していた。また、菅原さんは返答の際、「だってもう」という言葉を
用いていることから、「もう」すでに互いに気心が知れる関係が築けるくらいの
長い経過、つまり、それほどの入院を要する病状であることをも含みもったもの
として伝えているように考えられた。

　さらに、菅原さんがケア中やインタビュー中にたびたび口にするのが「命綱」
という言葉であった。ナースコールのことを「命綱」と呼んでいたのであるが、そ
の「命綱」について、次のように語った。

菅原さん：これ（ナースコール）を僕は、命綱と言ってるんだけど。（途中略）
<u>時折、これがみつからないで、右往左往することがあるんだよ。</u>そうすると、こ
んなところにあったりなんかする、ことがあるんだけど。（途中略）
何かのとこで、看護婦さんがここから取ってさ、ちょっとここ置いておきますから
ねって言うでしょ。それを忘れちゃうわけ。
私：ああ。
菅原さん：ね。そうすると、<u>この命綱が、これが。ないから大慌てするわけ。</u>
<u>だから、そこで、お持ちですね、とかさ、ベルを押してくださいとか、ベルがあそ</u>
<u>こにありますね、とかっていうふうに言えば、より私は安心するんじゃないかな。</u>
私：命綱ですもんね。
菅原さん：そうだって。<u>これね、ないとね、連絡のしようがないんだよ。</u>

（インタビュー2日目）

　この語りから、菅原さんは「これ（ナースコール）を僕は、命綱と言ってるんだけ
ど」と言い、自身の命と看護師とをつなぐものとしてナースコールをとらえていた。
ナースコールは、患者によっては、何らかの用事がある際に連絡をする手段と
して用いる場合もあるが、菅原さんにとっては、ナースコールは何らかの用事が

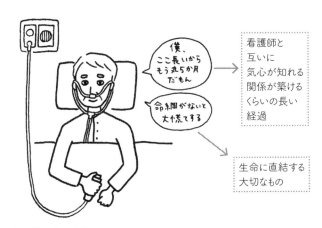

[図1] 菅原さんの体験に意味を与える「地」となる病状

あるとき、という条件つきのものでなく、常に生命に直結する大切なものとしてとらえられていたと考えられた。

そして、「時折、これがみつからないで、右往左往することがあるんだよ」や「この命綱が、これが。ないから大慌てするわけ」と言い、命綱がみつからないと「右往左往」し、「大慌てする」ほど、どうしたらよいかわからなくなってしまう状況にあった。そのような状況であるからこそ、「だから」「そこで、お持ちですね、とかさ、ベルを押してくださいとか、ベルがあそこにありますね、とかっていうふうに言えば、より私は安心するんじゃないかな」と言い、看護師の言葉かけにより、常に命綱が菅原さんのそばにあることを感じられる状況を促してくれることで、「より」いっそう「安心」するのではないか、と話す。

これらのことから、逆説的に考えると、菅原さんは常に「安心」した状況になく、日常的に命の危険がすぐそばに隣り合わせになっている状況で入院生活を送っているということがいえるだろう。このような身体の状態にある菅原さんに対して、看護師は顔を拭いたり、身体を拭いたり、入浴をさせたりしている。そのとき、「気持ちいい」という言葉も発せられる。それゆえ、菅原さんのこうした病状は、これから紹介する菅原さんの体験に意味を与える背景、つまり「地」として機能しているといっていいだろう[図1]。

2 「気持ちいい」の生起の仕方

■■■ 1 息の合った協働から生み出される温かさ

インタビュー1日目に、身体を拭くケアが行われた。下肢の筋力が低下した菅原さんは、ベッド上で臥床し、看護助手と看護師での実施となった。看護師はベッド脇の洗面所に洗面器を置き、そこに湯気の立つお湯を流し入れ、拭くタオルの準備をした。

看護師：はい！

　看護師は、熱いお湯に浸けてあったタオルを絞り、ベッドの脇にいる看護助手に絞りたてのタオルを渡した。

看護助手：じゃ、あったかいタオル、からだにのせます。

　看護助手は受け取った絞りたてのタオルをすぐに広げ、看護師から次々に渡されるタオルで菅原さんの首元から腹部までを覆いつくした。

菅原さん：ああ、気持ちいい。

看護師：気持ちいい？　温かいの、好きですもんねー。

　その後、温かいタオルで少し皮膚に赤味を帯びた菅原さんに対し、看護助手はこう言った。

看護助手：色、白いから、本当すぐ赤くなる。（看護師も笑う）

菅原さん：酒、弱いからね。

　菅原さんと看護師、看護助手の対話が行き交う中でケアが行われた。そして、看護助手2人はタイミングを合わせ、看護師から渡される絞りたてのタオルで菅原さんの背中や臀部等を温めて拭いた。身体を拭き終わると、看護師は菅原さんにパジャマを着せた。

　看護師は、菅原さんの足全体が乾燥し、落屑（角質片となってはげ落ちた皮膚の表層）がシーツに落ちているのを見て、次のように言った。

看護師：足の皮が。

看護助手：そうですね。お湯に、今度、お湯入るときに、スキナベープ（沐浴剤）をいっしょに持っていって。

　ケア中に菅原さんの呼吸のリズムが乱れたのを受け、看護師は次のような声かけを行った。

---

138 ｜ Ⅱ…患者の語り

看護師：ちょっと、まあ呼吸を整えて。

　ケアの終わりに、看護師は看護助手に声をかけた。

看護師：はい。いいですか。

看護助手：はい、大丈夫です。

看護師：よいしょ。

　看護師の声に合わせて、2人は菅原さんの身体の位置を上方にずらした。身体の位置をずらし終わると、看護師は、

看護師：ちょっと足に、菅原式、リハビリ紐を。起き上がるために。

　と言って、菅原さんがいつもつけている起き上がり用の紐を足につけた。その後、看護師と看護助手は、以下のやり取りを行った。

看護助手：ナースコール。（と言いながら探す）

看護師：あ、命綱が。

　看護助手はナースコールをみつけ、菅原さんの枕元に置いた。

菅原さん：今、いくつ？（酸素飽和度の値を尋ねる）

看護師：今、89％ですよ。

　これでケアは終了となった。

（インタビュー1日目）

　この参加観察場面から、看護師は、熱いお湯に浸けてあったタオルを絞り、ベッドの脇にいる看護助手に絞りたてのタオルを渡しており、「温かいの、好きですもんねー」との言葉かけからも、患者の好みを踏まえてケアが実施されていたことが伺えた。

　看護助手は看護師と息を合わせ、受け取った絞りたてのタオルをすぐに広げ、看護師から次々に渡されるタオルで菅原さんの首元から腹部までを覆いつくした。すると菅原さんから、「ああ、気持ちいい」との言葉が漏れ出たのである。この菅原さんの「気持ちいい」は、看護師が、絞りたての温かいタオルを看護助手に渡し、その絞りたてのタオルを看護助手が受け取り、温かさが保たれるよう時間をおかずに菅原さんの身体にタオルを広げ、首元から腹部まで覆うといった、看護師と看護助手の息の合った協働から生み出された温かさにより成り立っていたといえよう。

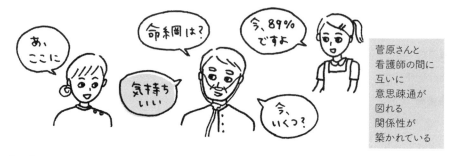

[図2] 菅原さんと看護師の関係性におけるケアの成り立ち

　また、ケア中に菅原さんの呼吸のリズムが乱れたのを受け、看護師は「ちょっと、まあ呼吸を整えて」等の声かけを行い、菅原さんの身体の変化を感じ取り、状態に合わせて声かけを随時行っていた。また、菅原さんが特に依頼をしなくても、看護師は「ちょっと足に、菅原式、リハビリ紐を。起き上がるために」と言い、菅原さんがいつもつけている起き上がり用の紐を足につけた。このことから、菅原さんにとっての通常の身体状況を看護師が汲み取り、ケアをしていることが見て取れた。

　そして、看護助手が「ナースコール」と言いながら探し出すと、看護師も「あ、命綱が」とすぐに応答している場面から、看護師も看護助手も、常に菅原さんがナースコールを「命綱」と呼んでいるほど、生命のラインとして重要な意味をもっていることを察しており、そのような菅原さんの状況を汲み取れる関係においてケアがなされていた。

　ケア後、菅原さんは「今、いくつ？」と看護師に尋ねると、看護師は「今、89％ですよ」と、特に菅原さんが質問の主語を言わなくても返答できるほど、このケアを行った看護師と意思疎通が図れる関係性にあることが伺える。また、日常的に菅原さんの口から「今、いくつ？」が確認されていたことから、常に自身の身体状況を気にかける菅原さんの姿が垣間みられた[図2]。

　この参加観察場面において、首元から腹部にかけて温かいタオルで覆いつくされると、菅原さんから「ああ、気持ちいい」という言葉が漏れ出た。私が、「ああ、気持ちいい」と言ったときの感じを状況も含めて話を伺いたい、と伝えたときの対話内容を以下に示す。

菅原さん：いや、何、言葉どおりだよ。気持ちよかったから、気持ちいいって。人によってタオルを広げないで、まあ、もっとも、サービスする内容によるかもしれないけれど、その、ここへ（腹部を指し）あったかいタオルを置いて、何か、お湯かなんか流すときに堰止めの、堰にする場合はそうもいかないだろうけど。原則的に広げてくれたほうが、気持ちいい。お風呂が好きだからね。だから、それは気持ちがいい、とこういう。

私：ちょうど、タオルを広げてくれて、それで皮膚に当ててもらったという、その感じが気持ちがいい、と。

菅原さん：そうそうそう。
（インタビュー 1日目）

■■■ 2 あったかかった。それが「気持ちいい」

　インタビュー2日目に、再度、1日目の身体を拭いた際の「気持ちいい」について、菅原さんは以下のように語った。

菅原さん：まず、僕の場合でいえば、タオルをここに（胸を指し）、こう広げてもらうでしょう？ あったかかった。そして、それが気持ちいいよ、それ。（途中略）こういう黄色いタオルであったかくしてあるのがあるよね？ あれは、どこにどうやってあるのか知らないけど。それで、だから、それで、その、当ててもらって。あったかいやつ当ててもらって、それで、しばらくしたら、それを畳んで、このへん（お腹を指し）まで下ろして、お腹を洗うときも、堰止めで。

私：それはこのベッドで拭くときに、堰止めにこうして、お腹のところで。

菅原さん：うん。そのときに、上のほうが、まあ冷えてくるわな。簡単に言えば。

私：こうずらしていくわけですからね。

菅原さん：そうそう。それが要するに、広げちゃったやつを、堰止めにしちゃうと、ここが（胸を指し）冷えてくる。そのときにあの、あったかいタオルでやると、どこにそれ当てるか知らんけど、かけてもらうと、いい感じだね。

私：じゃあ常にあったかいのがいいんですね。

菅原さん：僕はね。
（インタビュー 2日目）

菅原さんの語り　141

菅原さんは、「いや、何、言葉どおりだよ。気持ちよかったから、気持ちい
いって」と、はじめは「言葉どおり」と言い、状況等は語らなかった。しかし、少
し時間をおいて「人によってタオルを広げないで、まあ、もっとも、サービス
する内容によるかもしれないけれど」と、看護師、あるいはケアの内容によるかも
しれないが、と前置きし、「その、ここへ（腹部を指し）あったかいタオルを置いて、
何か、お湯かなんか流すときに堰止めの、堰にする場合はそうもいかないだろ
うけど。原則的に広げてくれたほうが、気持ちいい」、「お風呂が好きだからね。
だから、それは気持ちがいい、とこういう」と語った。
　お湯などを流す際に、お腹に堰止めにするようなタオルの使い方をするとき
には、タオルを広げることはないが、「お風呂好き」の菅原さんにとって、「原
則的に広げてくれたほうが、気持ちいい」と言う。つまり、お風呂が好きな菅原
さんにとって、広げられた温かいタオルによりちょうどお風呂に入っている感覚
を得られ、気持ちがいいということであろう。
　そして、次の日（インタビュー2日目）の語りにおいて、「まず、僕の場合でいえ
ば、タオルをここに（胸を指し）、こう広げてもらうでしょう？　あったかかった。そし
て、それが気持ちいいよ、それ」と、改めて「広げてもらう」ことで温かさを感じ、
気持ちがよかったことを伝えた。
　次に、「あったかいやつ当ててもらって、それで、しばらくしたら、それを畳
んで、このへん（お腹を指し）まで下ろして、お腹を洗うときも、堰止めで」、「広げ
ちゃったやつを、堰止めにしちゃうと、ここが（胸を指し）冷えてくる」と、いったん
温かいタオルを身体に当ててもらうが、その後、タオルを畳んで、そのタオルを
堰止めとして再び用いる方法、つまりは「気持ちいい」とは言えない、温かかっ
た胸が冷えてしまう状況を語った。その冷えてしまった状況で、「そのときにあ
の、あったかいタオルでやると、どこにそれ当てるか知らんけど、かけてもらうと、
いい感じだね」と、再び「あったかいタオル」が当たるといい感じだと言う。
　このように、お風呂好きの菅原さんにとって、冷えた身体に絞りたての温かい
タオルが次々に当てられる状況は、ちょうどお風呂に入っている感覚を得られ、
それが「気持ちいい」につながっていた。
　次の日に、改めて、その「気持ちいい」状況について語る際に、「気持ちい

い」状況だけでなく、そうではない状況も同時に語られた。それは、いったん
は温かいタオルが当てられるが、その後、タオルの使い方によっては身体が冷
たく感じる状況を生み出し、再度その冷えてしまった身体に温かいタオルを当
ててもらうことにより「いい感じ」になるといったケアの一連の流れの中で、「気
持ちいい」状況から、そうでない状況へ、そして再度、「気持ちいい」状況へと
移りゆくさまについての語りだった。

■■■■ 3　置いていかれたタオルは決して「気持ちいい」もんじゃない

　次の語りは、1日目に菅原さんが「原則的に広げてくれたほうが、気持ちい
い」と言った際の続きである。菅原さんは、「逆に言いや」と語り始め、「気持
ちいい」とは対照的な内容を語った。

菅原さん：だから、逆に言いや、よくあることなんだけど、食事後、タオルを絞っ
て、これで拭いてくださいって言うでしょ。
それで、ちょっと時間が経つと、その、絞ったタオルは冷えてくるよな。
私：はい。
菅原さん：そうすると、決して気持ちがいいもんじゃ、僕はない。人によってそのほ
うが気持ちがいいっていう人もいるのかもしれないけど。どっちかというと、寒が
りやだから。
あの、置いて冷めたタオルっていうのは、あんまり使う気にならないね。だから、
そのまま、置いておくか、使わないで済ましちゃうか。たいてい、そういう場合
は、看護婦さんによっては、絞ったままで置いてっちゃうだけだから。
私：置いていっちゃうだけ、置いていっちゃうだけですか。
菅原さん：そうそうそう。そういう看護婦さんも中にはいるわけだよ。
私：はい。

（インタビュー1日目）

　菅原さんは、「だから、逆に言いや、よくあることなんだけど、食事後、タオ
ルを絞って、これで拭いてくださいって言うでしょ」と言い、「逆に言いや」と、
タオルで首元から腹部まで覆いつくされる気持ちいい体験とは逆の体験として、

菅原さんの語り　　143

食事後のタオルの話題をもち出した。

　その食事後に出されたタオルについて、「それで、ちょっと時間が経つと、その、絞ったタオルは冷えてくるよな」、「そうすると、決して気持ちがいいもんじゃ、僕はない」と、その冷えたタオルは、菅原さんにとってまったく「気持ちがいい」ものではないと言う。

　菅原さんは、「人によってそのほうが気持ちがいいっていう人もいるのかもしれないけど。どっちかというと、寒がりやだから」と言い、人によってはそうではない人もいるかもしれないが、と前置きしたうえで、どちらかと言うと寒がりやの自分にとって、冷えたタオルは「気持ちよくない」と語る。

　そして、「あの、置いて冷めたタオルっていうのは、あんまり使う気にならないね。だから、そのまま、置いておくか、使わないで済ましちゃうか」と話し、冷えたタオルは「使う気に」ならず、そのまま置いておくだけのものになるか、食事後に使う必要があるとしても「使わないで済まして」しまう、と言う。このように、今までタオルは気持ちいいを介するものとして語られたのとは対照的に、冷えたタオルは使い道のない、ただの物体になってしまうのであった。

　菅原さんは、「たいてい、そういう場合は、看護婦さんによっては、絞ったままで置いてっちゃうだけだから」、「そういう看護婦さんも中にはいるわけだよ」と言う。そのような、置いていかれ、冷めたタオルについて、「絞ったままで置いてっちゃうだけ」と、「だけ」と言っていることから、絞って置いていくという行為のみという、単なる拭くためのタオルを渡すにすぎない作業的な行為として受け取っていたと考えられる。そして、「そういう看護婦さんも中にはいるわけだよ」と、「中にはいる」と言い、そのような行為をするのは全員ではないことを伝えてきた。

　上記の菅原さんの語りは、「逆に言いや」という言葉から始まり、「気持ちいい」体験とは逆の体験として、食事後の置いていかれたタオルについて語られていた。このことから、身体を拭くケアにおいて、菅原さんが温かいのを好んでいることを汲み取り、ケアをする看護師がいる一方で、暗に反対を意味する状況として、絞ったまま置いていく「だけ」の看護師もいることを語ったのだと思われる。つまり、「気持ちいい」は単なる作業的な行為の中では成り立たず、

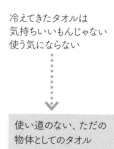
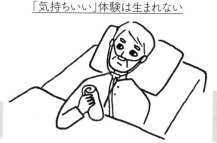
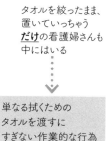

[図3] 看護師との関係性や看護師のふるまいと「気持ちいい」との関係

看護師が看護助手と共に、菅原さんの好みや状況を踏まえたうえで協働してケアがなされた際に成り立つ、といえるだろう[**図3**]。

次の語りは、インタビュー2日目に、「気持ちいい」状況とは「逆に」と言って、タオルを絞ったままで置いていってしまう看護師の状況を話したことについて、詳しく教えてほしいと伝えた際の対話内容である。

> **菅原さん**:絞ったまま行っちゃうのは、後で自分でやりなさいと、すっと行っちゃうよ。
> **私**:後で自分でやりなさいって?
> **菅原さん**:そう言わないの。
> **私**:言わない? あ、言わないんですか。
> **菅原さん**:言わない。ご自分でやりますか? って聞く人もいないことはないよ。だけども、じゃあ絞ったタオル置いときますからねってこと? って、声かけようと思うと、もういなかったり。それで、仕事終わりって。
> **私**:仕事終わりって?
> **菅原さん**:そういうときは、申し訳ないけど、到底やる気にならないよね。
>
> (インタビュー2日目)

菅原さんは、「絞ったまま行っちゃうのは、後で自分でやりなさいと、すっと行っちゃうよ」と言い、タオルを絞ったままで置いていってしまう看護師について、「すっと行っちゃう」と表現した。その「すっと」行ってしまう状況について、「ご自分でやりますか? って聞く人もいないことはないよ」と、そうではない看護師

もいることを伝えたうえで、「すっと」行ってしまう状況について、「じゃあ絞った
タオル置いときますからねってこと? って、声かけようと思うと、もういなかったり。
それで、仕事終わりって」と言う。つまり、菅原さんが尋ねる隙がないほど、言
い換えると、関係性を紡ぐコミュニケーションをとる隙がないほど、そそくさとタ
オルを絞り、そのまま置いてすぐに退室してしまう状況にあることが見て取れる。
そのような看護師とコミュニケーションがとれない状況について、「そういうとき
は、申し訳ないけど、到底やる気にならないよね」と語る。絞ったタオルを置い
て「すっと」行ってしまう状況においては、そのタオルを「使う気にならない」、あ
るいは「到底やる気にならない」と言う。

　ここで、タオルについて考えてみたい。先に述べたように「絞ったままで置い
てっちゃうだけ」というように、「だけ」という言葉を用いていることからも、菅原
さんは、意識的にではないものの、タオルを何らかの意味合いを含みもったも
のとしてとらえていたのではないだろうか。先の、タオルを置いていくだけという
語り方から、菅原さんはタオルを「置く」という行為だけでは満たされていない
様子が伺える。また、そのような置いていかれたタオルは「使う気にならない」
という言葉からも、ケアをする看護師とのつながりが絶たれ、関係性が絶たれ
「置」いていかれた、といった意味合いを含みもっているのではないだろうか。
そうであるならば、反対に「気持ちいい」を感じる際には、そのケアを行う看護
師とつながりをもったものとして意味を帯びてくるといえよう。このように考えると、
菅原さんの「到底やる気にならない」という言葉は、置いていかれた「冷たい」
タオルは、「声かけようと思うと、もういなかったり。それで、仕事終わりって」と
いうように、菅原さんと看護師の関係性の絶ち切れを意味し、そのことが「やる
気」といった意欲をもそぐ状況を生み出していたのである。つまり、逆説的に考
えると、「気持ちいい」体験は、上述のようなタオルの扱い方1つにも現れるよう
に、その看護師がどのように菅原さんと向き合おうとしているのか、あるいは関
係性を築こうとしているのかが関与し、そして、そのようなふるまいがさらには、
菅原さんの意欲の有無にまで関係していると考えた[図4]。

　菅原さんに「ああ、気持ちいい」との言葉が漏れ出たケア場面を再度振り返って
みると、身体を拭くケア場面では、菅原さんの好みを汲み取り、看護師と看護助

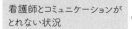
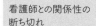
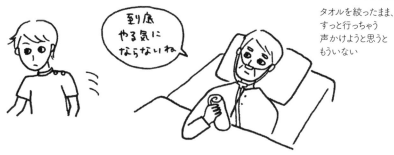

[図4] 看護師との関係性や看護師のふるまいと菅原さんの意欲との関係

手は息を合わせて、看護助手が絞りたての温かいタオルを、温かさが保たれるよう時間をおかずに菅原さんの身体に置いていた。また、ケア中に菅原さんの呼吸のリズムが乱れたのを察知した看護師は、「ちょっと、まあ呼吸を整えて」と、菅原さんの身体状態に応じて声かけを行っていた。そして、看護師も看護助手も、常に菅原さんがナースコールを「命綱」と呼んでいるほど、生命ラインとして重要な意味をもっていることを察しているような関係において、ケアがなされていたのである。

4 落ち着いてからでいいですよ

　以下は、インタビュー3日目に、臥床している菅原さんに看護師が手浴と足浴のケアを行った際の参加観察場面である。

看護師：今日は、おからだを拭くか、もしくは、手足をお湯に浸けますか？
菅原さん：お湯がいい。
看護師：じゃ、手足をお湯に浸けていきましょう。
　看護師はすぐに2つの洗面器を準備し、一方の洗面器にお湯を入れ始めた。その間にベッドを高くし、寝たままの姿勢の菅原さんの足を洗面器のお湯に浸けた。
看護師：熱すぎませんか？
菅原さん：大丈夫。
　看護師は菅原さんが足をお湯に浸けている間に、もう一方の洗面器にお湯を細くして流

し入れ続けた。そして、その洗面器のお湯が満杯になる頃合いをみて、適宜、次のような声かけを行いながら、足を念入りに洗った。

看護師：ちょっとお湯、換えます。<u>熱いですか？</u> そんなに垢がボロボロ出るほどではないですね。

ケアの途中、菅原さんの咳が止まらなくなると、いったんケアの手を止めて、こう言った。

看護師：しゃべり疲れちゃいました？（咳をしながらも話し続けようとする菅原さんに対して）<u>もう少し、お咳、落ち着いてからでいいですよ。</u>

咳が治まると、また菅原さんは話を続けた。手をお湯に浸けて洗いながら、看護師は菅原さんの話に耳を傾け、相槌やときどき質問を交えながらケアがなされた。

ケア中の菅原さんの話題は、昔の遊び、家族の話、株の話、父親の死、東京オリンピック、戦争について等、多岐にわたり、いつになく多弁で、ケア中、終始話をしていた。ケアが終わっても話を続ける菅原さんに対して、看護師は「じゃ、これで終わりです。また、お話の続きを伺います」と言うと、菅原さんは「今日の講義は終わり」と言った。　（インタビュー３日目）

　この手浴、足浴の場面では、看護師は「熱すぎませんか？」、「熱いですか？」と、菅原さんのちょうどいい温かさを探るやり方でケアがなされた。また、足をお湯に浸けている間に、もう一方の洗面器にお湯を細くして流し入れ、洗面器のお湯が満杯になる頃合いをみて、温かいお湯にすぐに交換できるようケア方法の工夫がなされていた。また、咳が止まらない菅原さんに対して、「もう少し、お咳、落ち着いてからでいいですよ」等の声をかけ、身体状況を気に留めて、菅原さんが負担のない状態でケアを受けられるような配慮がなされていた。

　以下は、菅原さんに、手と足を洗った場面においての感じを、状況も含めて話を伺いたい、と伝えた際の対話内容である。

菅原さん：<u>もともとお風呂が好きだから、だから、お湯に浸けるときの感触というのは気持ちがいいよ。</u>

私：ああ。

菅原さん：<u>ひと言、に尽きるけど。</u>

私：ひと言に尽きますか。

> **菅原さん**：うん。

3 比喩的表現で語られる「気持ちいい」

■■■■ 1 左手も、右手に、「俺も気持ちがいいよ」って言ってる

　以下は、この菅原さんの「ひと言に尽きる」と言った言葉を受け、「どんなふうに気持ちがいいかっていうのを、もうちょっとお伺いさせてもらいたいんです」と伝えた際の対話内容である。

> **菅原さん**：ほんのりと心があったまるような。
>
> **私**：ああ。ほんのりと、心があったまるような。ああ。そんな感じなんですね。
>
> **菅原さん**：そんな感じ。仮に真夏に、冷たい水に手足浸けると、気持ちがいいっていうことも、ありえると思うけど、ほんのりと心があったまる、ちゅうような感じとは全然違うよね。
>
> **私**：はい。その、ほんのりと、という感じなんですね。ほんのりっていうのは、こう全身がっていう感じですか？ こう右手も、左手も、足も？
>
> **菅原さん**：ああ。
>
> **私**：それでほんのりとしてきたっていうような状況でしょうか。
>
> **菅原さん**：まあ、ほんのりと、と言うと、ゆったり、うん。そこはかとなくとか。や、やっぱり実感とするとほんのりのほうが…。
>
> **私**：ほんのりとあれなんですね、感じるような。
>
> **菅原さん**：後は、温かさだね。
>
> **私**：ほんのりと、そこはかとなく、感じられたという。私も味わってみたいです。（笑）そこはかとなくっていうのは、どんな意味でしたっけ？
>
> **菅原さん**：全体としてという。
>
> **私**：あ、全体として、全体として、気持ちがいいということですか。
>
> **菅原さん**：そう。そこはかとなくっていうのは、そことか、ここことかというような区別なく。

菅原さんの語り　149

私：そことか、ここ、とかじゃなく、いわゆる、場所とか、部分とかではなく、というような感じなんですか？

菅原さん：うん。もちろんさ。右手を浸けたときは、右のほうが余計に感じるけどさ。全体、じゃあ、左手さんどうか聞くと、おそらく左手も、右手に対して、俺も気持ちがいいよって言ってると思うよ。

私：（笑）俺も気持ちがいい、右手浸けてるときにですよね？

菅原さん：ああ。

私：じゃあ足浸けてるときは、足だけじゃなく？

菅原さん：そうそう。

私：ほかのところも気持ちがいいなって？

菅原さん：そうそう。それがそこのところは、そこはかとなくという意味合いだな。

（インタビュー3日目）

　菅原さんは、「もともとお風呂が好きだから、だから、お湯に浸けるときの感触というのは気持ちがいいよ」、「ひと言、に尽きるけど」と、はじめに語った。お風呂好きの菅原さんにとって、お湯に浸けるときの「感触」が「気持ちがいい」と言う。「どんなふうに気持ちがいいか」と尋ねると、菅原さんは「ほんのりと心があったまるような」と返答した。「ような」と語尾に加えていることから、断言できない何かを含みもったものとして返答したと考えられた。そして、「仮に真夏に、冷たい水に手足浸けると、気持ちがいいっていうことも、ありえると思うけど、ほんのりと心があったまる、ちゅうような感じとは全然違うよね」と、同じ「気持ちいい」でも、お湯を用いた手浴や足浴の「ほんのりと心があったまる」ような「気持ちいい」感じは、真夏に冷たい水に手足を浸けた感じとは「全然違う」と言う。

　そこで、「ほんのりっていうのは、こう全身がっていう感じですか？　こう右手も、左手も、足も？」と、「ほんのり」について「全身」や「右手、左手、足」等の言葉を用いて尋ねると、菅原さんは「ああ」といったんは返答するが、次に「まあ、ほんのりと、と言うと、ゆったり、うん。そこはかとなくとか」、「や、やっぱり実感とするとほんのりのほうが…」と、「ほんのり」や「ゆったり」、「そこはかとなく」等と、状況を言い当てる言葉を探すかのように言い換え、「やっぱり」と言っ

150　　II…患者の語り

て、「実感」として「ほんのりのほうが…」と語った。次の言葉はすぐには出なかったが、少し間をおいて出てきた言葉が「後は、温かさだね」であった。つまり、「ほんのり」に加える形で「温かさ」を言っていることから、「ほんのり」には温かさだけでない何かも含みもったものとして語られたのである。

　さらに、「そこはかとなく」の意味について尋ねると、菅原さんは「全体としてという」と言い、「そことか、こことかというような区別なく」と語った。

　これらの菅原さんとのやり取りを、ここで振り返ってみたい。菅原さんは、最初は「気持ちいい」について、「ほんのりと心があったまるような」や、そうではない状況を語る際も「ほんのりと心があったまる、ちゅうような感じとは全然違う」と、「心」という言葉を用いて語っていた。そして、私の「ほんのりっていうのは、こう全身がっていう感じですか？ こう右手も、左手も、足も？」という言葉に触発されるかのように、自身の「気持ちいい」を言い当てようと探し求め、最終的に発せられたのは「全体」や「そことか、こことかというような区別なく」であった。つまり、ほんのりとあったまるような「気持ちいい」は、「心」を用いずに「全体」を用いたことから、「心」と「身体」を分けて考えることのできない体験であることがいえる。

　さらに菅原さんは、その「全体」について「右手を浸けたときは、右のほうが余計に感じるけどさ。全体、じゃあ、左手さんどうか聞くと、おそらく左手も、右手に対して、俺も気持ちがいいよって言ってると思うよ」と、まず「右手を浸けたときは右のほうが余計に感じるけどさ」と、一方の手をお湯に浸けたときの感じについて語るが、「全体」という視点からもう一方の手について、「じゃあ、左手さんどうか聞くと」、「おそらく左手も、右手に対して、俺も気持ちがいいよって言ってると思うよ」と言い、「俺も気持ちがいいよって言ってると思うよ」と擬人的な表現を用いて「左手が右手に」語りかける様子を語った。そして、足を浸けているときも、足だけでなく、お湯に浸けていないほかのところも「気持ちがいい」と感じていると言う。そのようなことを、「そこはかとなくという意味合いだな」と語った。

　以上から、「右手」がお湯に浸かり「気持ちいい」と感じると同時に、もう一方の「左手」も「右手」に「気持ちがいいよって言ってる」という表現から、左手と右手を身体の部分として分けてとらえてはいないことを意味していた。また、足

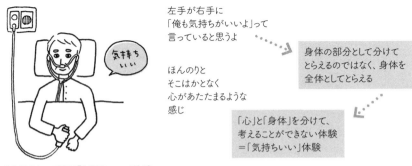

[図5] 全体として感じる「気持ちいい」体験

を洗っている際にもほかのところが「気持ちがいい」と感じている状況、すなわち、"そこ"や"ここ"といったように、身体を部分として分けてとらえるのではなく、身体を全体としてとらえ、相互に交流する状況であったと考えられた[図5]。

■ 2　扱いの中にすっと入っていける

　以下の語りは、インタビュー3日目に、菅原さんに「気持ちいい」と感じた際の看護師の行為について尋ねた際の返答内容である。

> **私**：いわゆる看護師、今、□□（看護師名）さんがケアをしてたんですけど、その、菅原さんとしては、そことか、こことかっていう感じじゃなく、こう、気持ちがよいという、その状況を味わっているときには、人にやってもらっているっていう感じっていうのはあるんですか？
> **菅原さん**：ああ、そりゃあるよ。やっぱり、上手な人とへたな人はいるよ。
> **私**：（笑）確かにそう、そうですよね。上手へたがね。
> **菅原さん**：ああ。いや、へただ、ああっていうよりは、へただなって、そういうのはあんまり気にかからないから。
> いわゆる、いわゆる、さっきやった人は上手だから、すっと入っていけるね。
> **私**：すっと入っていけますか？ 入っていけますか、その状況に？
> **菅原さん**：そう。慣れてない人は、まあ、質問するのも、変だけど。熱いですか？とか、それから、えらい、自信なさそうに聞かれるもん。
> **私**：（笑）自信なさそうに？ そうすると、こうすっとした感じは？

> **菅原さん**：すると、すっとは入らないね。 （インタビュー3日目）

　この「すっと入っていける」と言ったことについて、菅原さんは4日目に再び語ってくれた。

> **菅原さん**：うん、要するにだから、その、扱いの中に、看護婦さんがする、扱いの中にすっと、まあ、いい気持ちっていう、ようなのがすっと入って。
> **私**：はい。
> **菅原さん**：そういう意味、だったと思うな。
> **私**：うん。その看護婦がこうケアをしているこの扱いの中に、えー、すっと入っていけるような。
> **菅原さん**：そういうこと。 （インタビュー4日目）

　菅原さんは、ケアの状況において「やっぱり、上手な人とへたな人はいるよ」と言った後に、「へただなって、そういうのはあんまり気にかからないから」と語り、それより「気持ちいい」ケアを行った看護師について、「いわゆる、いわゆる、さっきやった人は上手だから、すっと入っていけるね」と言った。反対に、慣れていない看護師は「熱いですか？ とか、それから、えらい、自信なさそうに聞かれるもん」と言い、「すると、すっとは入らない」と話す。そして、インタビュー4日目に、この「すっと入っていける」について、「うん、要するにだから、その、扱いの中に、看護婦さんがする、扱いの中にすっと、まあ、いい気持ちっていう、ようなのがすっと入って」と語った。

　ここで、「すっと入っていける」について考えてみたい。「おそらく左手も、右手に対して、俺も気持ちがいいよって言ってると思うよ」というような「気持ちいい」ケアを行った看護師の参加観察場面を振り返ってみると、「熱いですか？」等、菅原さんのちょうどいい温かさを探る声かけがなされ、またお湯の交換の際に、温かいお湯をすぐに交換できるようケア方法の工夫がなされていた。さらに、ケア途中に咳が止まらない菅原さんに対して、「もう少し、お咳、落ち着いてからでいいですよ」等、身体状況を配慮するやり方でケアがなされていた。

菅原さんの語り　153

そのような看護師のふるまいを受け、菅原さんは、その看護師のふるまい、言い換えるとその「扱いの中」に「いい気持ちっていう、ようなのがすっと入って」いけると言う。表現に「ようなのが」と用いられていることから、自分でもはっきりと認識できるようなものではなく、ケアを受けながらそれとなく感じた、菅原さんにとってのちょうどいい温かさを探る声かけ、ケアの方法、配慮するやり方などを含めて「いい気持ちっていう、ようなの」が、看護師の扱いに「すっと入って」いける状況を示していた。そして菅原さんは、「いわゆる、いわゆる、さっきやった人は上手だから、すっと入っていけるね」と言い、反対に、慣れていない看護師は「熱いですか？　とか、それから、えらい、自信なさそうに聞かれるもん」と話し、そのような違いが「すっと」入る、入っていけない、の違いにつながっていた。

　上手といえる看護師に、菅原さんが「すっと入っていける」とは、どのような感覚であろうか。自信がなさそうに聞かれるような、いわゆる慣れていない看護師には「すっとは入らない」という返答からも、菅原さんにとってのちょうどいい温かさを探る声かけ、ケアの方法、配慮するやり方などを含めて、「いい気持ちっていう、ようなの」が看護師のふるまいの中に「すっと入って」いるような看護師に対して、菅原さんはその人に「すっと入っていける」のであった。つまり、菅原さんは、そのような看護師のケアを受ける中で、自身とケアを行う看護師との境界がなくなり、「すっと入っていける」といった、相互に浸透する状況において

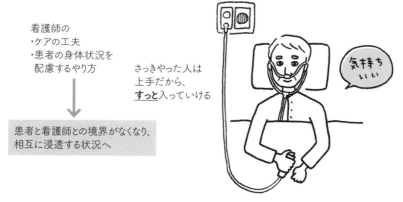

[図6] 看護師の扱いの中にすっと入っていくことと「気持ちいい」の関係

「気持ちいい」が成り立っていると考えた[**図6**]。

■■■■ 3　右手にやると必ず左手にもやる

　以下は、インタビュー3日目に菅原さんが「すっと入っていける」と語ったのを
受け、「すっと入っていけるというのは、どんなふうに入っていけるか」伺いたい、
と質問した際の返答内容である。

菅原さん：うん。あの、やっぱり、その人が、ベテランで、誰だか忘れちゃったけど、
ベテランで、慣れてるっていうことはあるだろうと思うよ。
まずね。あったかいタオルを、まあ、出せば、右手にこうやるでしょう？ そうする
と、必ず左手にもやるんだよ。

私：そうですね。

菅原さん：ね？

私：はい。

菅原さん：で、そういうときにね、やってる人を知ってると、

私：はい。

菅原さん：右手の場合、どっちが先でもいいや、必ず片っぽうもやるという、安心
感が1つある、かもしれない。

（インタビュー4日目）

　菅原さんは、「すっと入っていける」というのは「ベテランで、慣れて」いるとい
うことはあるだろうと言う。具体的には、「あったかいタオルを、まあ、出せば、
右手にこうやるでしょう？ そうすると、必ず左手にもやるんだよ」と言い、「必ず」
という表現を用いた。つまり、「ベテランで、慣れて」いる看護師は、あったか
いタオルを用いて右手を拭いてくれるが、片方だけで終わらせるのではなく、も
う片方の手も必ず行ってくれるといった、現に行っている行為だけでなく、その
ケアの流れの中で、菅原さんが望む方法を考慮のうえ、必ず行ってくれる人と
してベテラン看護師をとらえていた。そして、そのケアの際に、ベテランで、さら
にケアを行う看護師を知っている場合には、「右手の場合、どっちが先でもい
いや、必ず片っぽうもやるという、安心感が1つある、かもしれない」と言う。ベ

菅原さんの語り　155

テランで慣れもあり、さらにその人を知っていると「必ず片っぽうもやる」という安心感があるような状況で、「すっと入っていける」気持ちいい体験が成り立っていた。

　そして、上記の語りの後、菅原さんは次のように続けて言った。

菅原さん：<u>いちばん気になるのは、あったかいタオルを絞るでしょ。</u>
私：はい。
菅原さん：<u>ああいうのは、何となく、そういう、たいしたことないけど。絞って、すぐ置いていっちゃう、置いていっちゃって、すっと行っちゃう。</u>　　　（インタビュー4日目）

　この語りより、「あったかいタオルを絞るでしょ」、「ああいうのは、何となく、そういう、たいしたことないけど」と、あったかいタオルを絞る行為というのは、菅原さんにとってたいしたことでなく、気に留めることでもないが、「いちばん気になるのは」、あったかいタオルを絞った後に、「すぐ置いていっちゃう、置いていっちゃって、すっと行っちゃう」ことであった。

　ここで、この「すっと」ということについて、考えてみたい。タオルを絞った後、「すっと行っちゃう」のと、気持ちいい体験をした際の「すっと入る」のとは、同じ「すっと」という表現ではあるが、同じ意味合いがあるのであろうか?

　菅原さんの「すぐ置いていっちゃう、置いていっちゃって、すっと行っちゃう」とは、菅原さんにとって、コミュニケーションをとる隙も与えない、という意味での「すっと」行ってしまうことであり、「気持ちいい」体験の際の「すっと」入るは、菅原さんにとってのちょうどいい温かさを探る声かけ、ケアの方法、配慮するやり方などを含めて「いい気持ちっていう、ようなの」が、「すっと」入っている看護師に、自分自身が「すっと入っていける」ことを意味しており、同じ「すっと」ではあるが、前者と後者の意味合いの違いがある。つまり、前者の「すっと」は、看護師がその場を去るすばやさや、その場での菅原さんとの関係を断つものとして体験をし、反対に後者は、菅原さんと看護師の関係が急速に近づき、互いの境や隔たりがなくなるような体験をしたという違いがあった。

■■■■ 4　えも言われぬ感じ

　インタビュー4日目に、菅原さんにエレベーターバス（寝たままの姿勢で入浴できる入浴機器）を使っての入浴ケアが行われた。入浴は数日前より、菅原さんが担当の看護師に頼むほど希望をしていた。以下は、入浴ケアの参加観察内容である。

　その日は菅原さんが待ちに待ったエレベーターバスの日であった。看護師と看護助手で浴槽用ストレッチャー（寝たまま入浴できる機器）に酸素ボンベを取りつけ、ストレッチャーの移動と共に、菅原さんの鼻に装着してあるチューブの端を酸素ボンベに付け替えた。

　病室を出ると、看護師は時折、段差のある箇所で「がたんとしますよ」と菅原さんに声をかけながら、エレベーターバスのある浴室に向かった。

　浴室に到着すると、浴槽用ストレッチャーの上で、看護師と看護助手で手際よく菅原さんのパジャマや下着を脱がせ、その上にバスタオルを覆った。

看護師：では、入りますよ。

　看護師は声をかけながら、浴槽に浴槽用ストレッチャーをスライドさせ、浴槽の高さ調節を行った。菅原さんは、寝たままの状態で首の近くまでお湯に浸かる格好となった。

看護師：どうですか。大丈夫ですか?

菅原さん：大丈夫ですよ。

　その返答を受け、看護師がボタンを押すと、浴槽から泡が「ぶくぶくぶくぶく」と音を立てて出始め、菅原さんの身体全体がお湯に浸かった。

菅原さん：あー気持ちいい。

看護師：どうですか。熱くないですか?

菅原さん：首筋が熱い。

看護師・看護助手：あっ首筋が熱い。

　と言って、看護師はお湯の温度の調整を行った。

　お湯に浸かっている間、菅原さんは温かいタオルを頭にのせ、じーっと泡に身を任せていた。浴槽に浸かって3分ほど経つと、看護助手は菅原さんに話しかけた。

看護助手：これは、お家じゃ無理よね。ねえ。

菅原さん：（頷く）

看護師：頭、熱くないですか。お湯。大丈夫? 頭。

菅原さん：熱くない。

看護師：じゃあ、濡れタオルでお顔を拭きます。

　看護師はそう言って、菅原さんの顔をゆっくりと拭いた。そして、泡に身を任せている菅原さんを見て、言葉をかけた。

看護師：大好きなんですね。お風呂ね。

　浴槽に浸かってから10分ほど時間が経過し、看護師は「じゃあ出ましょうか」と声をかけ、それと同時に、浴槽をストレッチャーよりも下方になるよう高さを調節して、菅原さんの身体が浴槽から出された。

看護助手：はーい、ゆであがっちゃいましたよ。

看護師：なんか赤くなっちゃいましたね。熱くないですよね、お湯ね。

　菅原さんの顔、首元、胸、上下肢等、皮膚全体が赤味を帯びていた。

菅原さん：熱くない。

看護助手：ちょっといつもより1度ぐらい高い。いつも、ちょ、もうちょっと熱いのがいいなあって、い、言うから。

看護師：ねえ、そうなんですよね。

看護助手：ちょっとサービスしておきました。あんまりね、熱いと…。

看護師：菅原さん、熱いのお好きなんですよね。（しばらくして）

はい。こちら側です。

　と看護師は言い、菅原さんが横向きになるのを介助して、シャワーを背中にかけると、看護助手は手早く背中を洗った。

看護師：はーい。大丈夫ですよ。

　看護師と看護助手で両端から菅原さんの身体をタオルで洗い、シャワーで流した。

看護助手：もう1回、入ります？

　看護助手が尋ねると菅原さんは頷き、再び菅原さんの身体がお湯に浸かるよう浴槽の高さを調整して、菅原さんは首の近くまでお湯に浸かる格好となった。再び浴槽から泡が出始めた。途中、看護師が「つらくないですか?」と声をかけた。1分半ほど経過すると、菅原さんの呼吸が速くなった。

看護助手：息があがってきちゃった。

看護師：息があがってきちゃった。（菅原さんに）息があがったのでバスが上がっ

ちゃいました。

　　その後、菅原さんの身体全体にシャワーを流し、最後にあがり湯をかけた。

看護師：じゃあ、このままちょっとタオルをのせますね。（菅原さんの身体の上にバスタオ
ルをかけ、拭き始める）

菅原さん：もう、終わり？　かけないの？

看護助手：かけませんよ。もう、終わりだね。

看護師：はい。そろそろ。

看護助手：またのご用命をお待ち申し上げております。

菅原さん：近いうちに。

看護師：近いうちに。

看護助手：近いうちにね。

看護師：出ましょう。

　　この声かけにより、浴室に入室してから16分後に外へ出て、病室に向かった。廊下を移
　　動中、看護師は前もって段差のある箇所に気づき、菅原さんに声かけを行った。

看護師：がたんといいますよ。

　　病室に戻ると、看護師と看護助手は菅原さんを浴槽用ストレッチャーからベッドへ移動さ
せ、声をかけながら、パジャマの上着とズボンを着させた。

菅原さん：<u>命綱は？</u>

看護師：<u>命綱？　私たちいるんで、大丈夫ですよ。</u>

　　菅原さんが頷くと、次にドライヤーで髪を乾かした。髪を乾かし終わると、菅原さんは次の
ように言った。

菅原さん：前は確か、もう1回お風呂。お湯を。いっぱいにしたと思ったけど。とこ
ろが湯船に入っているのが早かった。

看護助手：ああ、1回ね。上げて。あれって、あのー、しずん、沈んだんだけど、
今日も沈んだんだけど。沈んで、この間は、ぬ、ぬるかったからちょっと長めに
入ったのね。今日はちょっと熱めだったから早めに出た。

菅原さん：あー。

看護助手：息があがっちゃって。

看護師：今日は、菅原さん、息があがってました。

菅原さんの語り　159

看護助手：からだがピンクになってました。

看護師：ウフフフフ。ほんと、この前よりなんか、ピンク色。

菅原さん：そうだよ。恥ずかしいとピンクになる。

　　その後、看護助手は菅原さんの掛物を整え、退室した。

看護師：頭上げたほうが、呼吸がつらくないですか？。

菅原さん：いや、大丈夫です。（ややして）90台？

看護師：99％です。（菅原さんの指に装着しているサチュレーションモニターの酸素飽和度の値を読み上げる）

菅原さん：今、いくつ？

看護師：5Lにしています。ちょっと息があがっていたんでね。

（ややして）はい、眼鏡。さて、そして、腕時計。緩めに。はい。（腕時計をつける）そして、これが夕刊。（菅原さんの手に渡す）

巻き爪がそれほど、ひどくないんですけど、菅原式テーピング方式。

　　と言って、手足のテーピングを行い、退室した。　　　　　　（インタビュー4日目）

　この入浴のケアの参加観察場面では、看護師は時折、段差のある箇所で「がたんとしますよ」と声をかけながら、エレベーターバスのある浴室に向かった。また看護師は、菅原さんがお湯に浸かった際に「どうですか。大丈夫ですか？」、「どうですか。熱くないですか？」との声かけを行い、お湯加減を確認したうえで、浴槽から泡が「ぶくぶくぶくぶく」と音を立て始め、身体全体がお湯に浸かると、そのとき菅原さんから「あー気持ちいい」との言葉が漏れ出た。その後、浴槽に浸かって3分後にも、「頭、熱くないですか。お湯。大丈夫？ 頭」と声かけを行った。その後、2回目の浴槽に身体を浸けた際にも、「つらくないですか？」と声をかけ、菅原さんの状態について常に注意を払い、言葉かけを行っていた。

　2回目の浴槽に身体を浸けて1分半ほど経過したときに、菅原さんの呼吸が速くなったのをみて、看護助手は「息があがってきちゃった」と、菅原さんの状態を把握し、状況について伝えていた。

　病室に戻ってからも、「命綱は？」と尋ねる菅原さんに対し、「命綱？ 私たちいるんで、大丈夫ですよ」と、大丈夫であることを伝え、菅原さんへの安心を促していた。

このときの入浴中の「あー気持ちいい」について、状況も含めてその感じを伺いたいと依頼すると、菅原さんは次のように語った。

菅原さん：家庭にある風呂は、とてもあんなふうにはいかないよね。いかないけども。お風呂に入ること、それ自身は、同じような、感覚だよね。ただ、家庭の場合は、寝っ転んで、手足を伸ばしたり、いかないかもしれない。

私：手足を伸ばすっていうふうにはいかないかもしれない。

（途中略）

菅原さん：お風呂に入るときの感じっていうのはあるから、あんな家庭になくても、とにかく大きな湯船に入るときの感じだよ。温泉場でもよければ、まあ、最近銭湯は行ったことないけども、銭湯でもまあ、同じっちゃ、同じか。どっぷりと自分の、からだを、湯船に、つか、入れるときのような感じじゃないかな。（途中略）だから、温泉場に行って、温泉に入るときは、温泉はどっぷりと入るわけだね。その感じが、何とも言えない、何て言うの、リラックス感があるよ。やさしく言やね、えにも言われぬとかさ。絵にも描けないような、これ以上、のリラックス感はないとか。

（インタビュー４日目）

　この語りから、「家庭にある風呂は、とてもあんなふうにはいかないよね。いかないけども。お風呂に入ること、それ自身は、同じような、感覚だよね」と、家庭では、寝たままの姿勢で入浴できるというわけにはいかないが、お風呂に入ること自体の感覚は同じようであると言う。しかし、「ただ」と言い、「家庭の場合は、寝っ転んで、手足を伸ばしたり、いかないかもしれない」、「とにかく大きな湯船に入るときの感じだよ」と、寝っ転んで手足を伸ばしたりできるような湯船に入るときの感じで、言い換えると「どっぷりと自分の、からだを、湯船に、つか、入れるときのような感じ」であると語る。そして、温泉に入るときにも「どっぷりと入るわけだよね」と、「どっぷり」という擬態語を二度も用いて湯船に入る感覚を表現した。そのような「どっぷりと」湯船に浸かる感じは、「何とも言えない、何て言うの、リラックス感があるよ」と言い、言い換えると「絵にも描けないような、これ以上、のリラックス感はない」とのことである。

菅原さんの語り　161

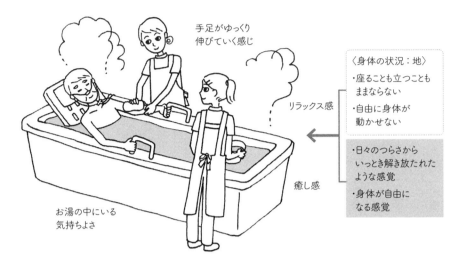

[図7] 身体が拡張する体験からくる「気持ちいい」

　菅原さんは、エレベーターバスという寝たままの姿勢で首まで浸かることのできる入浴のケアを受けた状況について、寝たままの姿勢で手足を伸ばすことができるほどの大きな湯船に浸かることを「どっぷり」という擬態語を用いて表現することで、これ以上にないリラックス感を感じていた。それは日頃、座ることや立つこともままならず、1日をベッド上で過ごす菅原さんにとって、そのつらさからいっとき離れ、解き放たれたような感覚をも包摂している体験であると考えられた[図7]。

5　手足がもっともっと伸びる

　上記の菅原さんの語りを聞き、私は、インタビュー4日目の入浴（エレベータバス）について、次のように尋ねた。

> **私**：入るお湯の中に、あの、からだがこう浸かるということで、今、お話していただいた、最初どっぷりと浸かって、このお湯の中にこう手足が伸びる、そういう感じだったんですか？
> **菅原さん**：そうそうそう。
>
> （途中略）
>
> **私**：もともと寝てらっしゃったので、あのー、ま、手足は伸びてる状態ではあった

んですけれども、お湯が入ってくることによって、手足ももっと伸びたような感じがしたんですか？

菅原さん：そうそうそう。手足がもっともっと、ゆっくりとね。手足が伸びると。

私：手足がもっともっとゆっくりと伸びていくような感じがした。

菅原さん：うん。お湯の、中にいる気持ちのよさに身を任せたっていうこと。

私：ああ。そうすると、お湯っていうのは、ただのこう、物体ではないんですね？

菅原さん：じゃない。うん。だから、癒し感があるんじゃないの？

私：ああ。このお湯、お風呂のお湯っていうのは、癒し感がある。

菅原さん：うん。

（インタビュー 4日目）

「お湯が入ってくることによって、手足ももっと伸びたような感じがしたんですか？」との質問に対し、菅原さんは「そうそうそう。手足がもっともっと、ゆっくりとね。手足が伸びると」と返答した。菅原さんは1日のほとんどをベッド上で過ごしており、下肢の筋力低下が著しい状態であった。このインタビューの当日、立位を1日3回から1回の訓練へ減らしたばかりの身体状況であったが、そのような状況において、手足が「もっともっと、ゆっくりと」、「手足が伸びる」感覚を口にした。そしてそのことについて、菅原さんは「うん。お湯の、中にいる気持ちのよさに身を任せたっていうこと」と語った。

これらのことから、身体を動かすこともままならない菅原さんにとって、「もっともっと、ゆっくりと」手足が伸びる感覚を覚えるということは、自由に動かぬ身体が「どっぷり」と湯船に浸かることにより、「ゆっくりと」固くなった身体がほぐれるかのように柔らかくなり、身体が伸びるといった拡張する感覚であったと考えられた。また、そのようなお湯の中にいる状態は「気持ちよく」、その「気持ちよさ」に身を任せたと言う。つまり、自由に動かぬ身体が「どっぷり」と湯船に浸かることで、身体の伸びる感覚や身を任せられる状況は、ある種、菅原さんの身体の動きや身体が自由になる感覚を喚起させていたといってよいであろう[**図7**]。

4 看護師の配慮や信頼感に気づく

■■■■ 1 温かさが残るような配慮がある

　以下は、インタビュー5日目に、足浴を実施しながら全身を拭くケアの参加観察をした場面である。

　看護師は、菅原さんの身体を拭く準備を整え、ズボンを脱がせ、タオルで大腿から腰にかけて覆った。

看護師:足も洗いましょう。お湯、かけますよ。<u>ちょっと熱いかな。ちょっと熱い?</u>

菅原さん:ちょっとね。

看護師:ちょっと。(水を足し)いかがです?

菅原さん:ああ、いい。

看護師:はーい。(陰部と臀部を見て)あ、すこーしやっぱりお尻、お下。

菅原さん:出てんだよね。

看護師:ちょっと、うん、うん、そうですね。ちょっとって感じです。ちょっとまずは前からして。

　看護師はそう言って、陰部を洗浄した。

看護師:じゃ、<u>向こう側、向いていただいて。</u>(側臥位をとる姿勢を支えて)じゃ、お尻をきれいにします。また洗い流しますよ。お薬もつけますからね。(洗浄する)<u>ちょっとおズボンをせっかく脱いでいただいているので、まず足元からきれいに致しますね。</u>(間)ちょっと頭下げますよ。<u>このほうが呼吸は楽ですかね。</u>(間)足元からお拭きしますが…。ちょっとだけお湯を用意しますのでお待ちください。

　準備が終わると、看護師は絞りたてのタオルを菅原さんの足に押し当て、その間、すばやくもう1つのタオルを絞って拭くということを繰り返した。そして、菅原さんの上半身をタオルで拭きながら、菅原さんと対話を行った。

看護師:この前お風呂に入ったのでね、ぱさぱさ度が少し違いますね。

菅原さん:お風呂入ったの、いつだったっけな。

看護師:はい。1週間、ちょうど1週間前です。

菅原さん：そろそろ入りたいなと。

看護師：（笑）そうですか。（笑）そっかー。ちょっと人手がいるときじゃないとね、できないんですよ。もうちょっといいストレッチャーだったらいいんですけど。1人じゃなかなか押せないので。

菅原さん：人手が割合が多いの、何曜日だ？

看護師：それはね、曜日じゃなくて日にちという感じですね。

菅原さん：ああ、そう。

看護師：ええ。今月はいつだろう、次は…。ちょうど菅原さんのあれこれを考える看護師、△△さん（看護師名）のほうがね、そういうことも考えてくれるので、伝えておきますよ。

菅原さん：ああ、じゃ、言っといて。お願いします。

　　看護師は足のテーピングを巻き終えると、こう言った。

看護師：とりあえずズボン履きましょうね。すいません、私、ズボン途中まで。ズボン途中にしていくとね、恥ずかしいですもんね。すいません。靴下履く前に、おズボンだけは履いていきましょう。

<u>呼吸苦しくないです？</u>（ズボンを履かせ）上半身を拭きましょ。

　　そして、絞りたてのタオルを胸部いっぱいに当て、その後、少し押し当て、その間に新たなタオルを絞り、すぐにタオルを広げて拭いた。

看護師：ちょっと横向きましょう。お背中も拭きますからね。（タオルを交換しながら、背中を拭き、乾燥している箇所にクリームを塗る）

はい。反対側向いて、反対側のお袖も通しまーす。（と声をかけながら、下着を着せ、上着を着せる）

菅原さん：今、いくつになってる？

看護師：94％です。

（菅原さんの着替えを終えて）命綱、命綱。これはどっちにしときましょう？ 頭、少し上げたほうが楽ですかね。

（手のテーピングをし直し）はい、終わりです。お疲れ様です。

菅原さん：はい、サンキュー。

　　これで約1時間のケアが終了した。

（インタビュー5日目）

菅原さんの語り　　165

この全身を拭くケアの参加観察場面は、看護師がお湯の温度を「ちょっと熱いかな。ちょっと熱い?」と菅原さんの好みの温度に合わせるところから始められた。そして、「じゃ、向こう側、向いていただいて」、「ちょっとおズボンをせっかく脱いでいただいているので、まず足元からきれいに致しますね」と、菅原さんに負担がかからないようケア方法を実施していた。さらに、「このほうが呼吸は楽ですかね」、「呼吸苦しくないです?」等、菅原さんの状態を常に確認しながらのケアの実施となった。

　また、ケア中に菅原さんは入浴について「そろそろ入りたいなと」と話し、入浴の希望について、担当の看護師に「言っといて。お願いします」と言うほど、ケアを実施している看護師に素直に自身の欲求を伝えられる関係であること、そして次の入浴を心待ちにしていることがわかった。

　以上のような状況において、足浴を実施しながら全身を拭くケアが実施されたが、そのケアについて、どんな感じだったか状況も含めて話を伺いたい、と依頼すると、菅原さんは次のように語ってくれた。

菅原さん：おお、<u>気持ちいいよ。</u>

私：気持ちよかったですか。

菅原さん：うん。<u>温かいタオルで拭いてもらって。</u>

私：温かいタオルで。

（途中略）

菅原さん：<u>のっければ、温かいタオルのっければ、そっからじわじわっと出てくるよね。それだと、じわじわっと気持ちがいい。</u>

私：今日の、タオルで拭いたときの、気持ちいいっていうのは、タオルが当たったときにじわじわっとくるような、気持ちがいい。じわじわっときて気持ちがいいという感じでしたか?

菅原さん：うーん、タオルを密着させようとするでしょ。

私：はい。

菅原さん：ね。そうすると中に入ってる空気とかさ、冷たいものが外に出て、それで、その結果、温かさが、より密着して、じわじわっと伝わる。

（途中略）

私：その「気持ちがいい」と思ったときに、からだを拭いた看護師についてどのように感じられたんですか？

菅原さん：<u>難しいや</u>。なぜ気持ちいいと言ったのかつったら、わからないな。<u>わからないけど、おそらく、温かさが残るように、という配慮が、看護婦さんにあって。それを、当てたんじゃ。それで、余計に気持ちがいいと思ったんじゃないかね</u>。

私：温かさが残るように、という配慮が看護婦さんにあって、それで余計に気持ちがいいっていうふうに感じた。

菅原さん：そうだと思う。

（インタビュー 5日目）

　菅原さんは、「温かいタオルで拭いてもらって」、「気持ちいい」と言う。そして「温かいタオルのっければ、そっからじわじわっと出てくるよね。それだと、じわじわっと気持ちがいい」、温かいタオルから、温かさが「じわじわっと」出てきて、「気持ちがいい」と語る。そして「気持ちがいい」を体験した際の身体を拭いた看護師について、どのように感じられたのかを尋ねると、「難しいや」と言った。

　この菅原さんの「難しいや」との言葉どおり、菅原さんが「気持ちいい」と思う際には、身体を拭く看護師は菅原さんにとってあまりにも近い存在だからであるからなのか、その存在は常に意識されるものではなく、尋ねられても「難しいや」と言い、すぐには返答できない状況にあった。そして、菅原さんは少し時間をおき、「わからないけど」と前置きをしたうえで、「おそらく、温かさが残るように、という配慮が、看護婦さんにあって」、「それを、当てたんじゃ。それで、余計に気持ちがいいと思ったんじゃないかね」と語った。

　インタビューのはじめには、菅原さんは温かいタオルがのせられることにより、そこからじわじわっと温かさが出てくることで「気持ちいい」と言っていたが、看護師について私が尋ねたことに触発されたかのように、次の語りでは、その温かくて「気持ちいい」のは、ケアを行う看護師が「おそらく」、「温かさが残るように、という配慮」があって、と語った。そして「それを、当てたんじゃ」と言い、その看護師の配慮自体を菅原さんに当ててくれることにより、単なる温かくて「気持ちいい」ではなく、余計に「気持ちいい」と思ったんじゃないかと話す。

菅原さんの語り　167

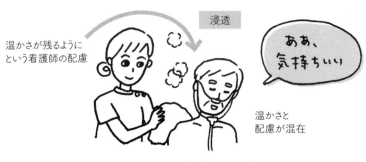

[図8] 看護師の配慮とタオルの温かさの混在による「気持ちいい」体験

　これらのことから、看護師の配慮自体を当てるといった表現から、温かいタオルを介して、まるで看護師の配慮がそのタオルに浸透し、その温かさと配慮とが混在された状態として「気持ちいい」を体験していたと考えられた[図8]。

■ 2　お互いに気心知れた、ある意味の信頼関係がある

　5日目のインタビューの最後に、今までのインタビュー内容の確認をしていただいた。これまでの菅原さんの語りから、「気持ちいい」について、左手が右手に対しても、つながりがある感じや、それとか、そことか、ここことかっていう場所とかではなく、全体として感じられるものであり、そういう感覚は「気持ちいい」ケアのときにしか感じられないのかを尋ねたところ、菅原さんから次のような語りがあった。

菅原さん：ケアのときに出てくるんだよ。
私：ケア、ケアのときに。
菅原さん：うん、そういうものが。お互いに気心知れた、知れて、何がほしがってるだとか、どうこうしてくれるなというような、ある意味の信頼関係が。ある意味の習慣化か、ね、習慣の。
私：習慣の。
菅原さん：なせる業かどうか知らないけれど。
私：はい。
菅原さん：そういうのがあって、今みたいなことじゃないのかな。
私：今みたいな。この、気持ちがいいという場面が出てくると。

菅原さん：うん。そうそう。　　　　　　　　　　　　　　　（インタビュー5日目）

　「気持ちいい」について、左手が右手に対してもつながりがある感じや、それとか、そことか、こことかっていう場所とかでなく、全体として感じられるものということについて、私が、そういう感覚は「気持ちいい」ケアのときにしか感じられないのかどうかを尋ねたところ、菅原さんは「ケアのときに出てくるんだよ」と返答した。手浴の場面のインタビューでは、「"左手"が"右手"に語る」というように、左手と右手を身体の部分としてとらえてはおらず、また、足を洗っている際にもほかのところが「気持ちがいい」と感じている状況、すなわち、身体を全体として感じ、相互に交流する状況を語ってくれた。そういった感覚は、「ケアのときに出てくるんだよ」と教えてくれたのである。

　そして菅原さんは、「気持ちいい」体験は、「お互いに気心知れた、知れて、何がほしがってるだとか、どうこうしてくれるなというような、ある意味の信頼関係」があるケアのときに出てくると言い、菅原さんがしてほしいことと、看護師がしようとしていることが互いにわかっているようななじんだ関係によって成り立っていることに気づいたのである[図9]。

　この気づきについて、今までの参加観察場面やインタビューの内容から考えてみたい。

　インタビュー1日目の身体を拭くケアでは、看護師と看護助手が協働して、温かいのが好きな菅原さんに、熱いお湯に浸けてあった絞りたてのタオルで首元から腹部を覆うことで、菅原さんは「気持ちいい」体験をしていた。インタビュー

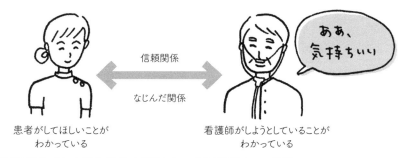

[図9] 看護師と患者の互いに気心が知れた関係によって生じる「気持ちいい」体験

3日目の手浴、足浴の場面では、看護師は菅原さんのちょうどいい温かさを探るやり方でケアを行い、また、温かいのが好きな菅原さんに、温かいお湯をすぐに交換できるようにケア方法の工夫がなされていた。さらに、咳が止まらない菅原さんに対して、楽な状態でケアを受けられるような配慮がなされるといった状況が生み出されていた。そのようなケア場面において、菅原さんと看護師は自分と他者といった境がなくなり、「すっと入っていける」といった「気持ちいい」体験をしていたことを語った。そして、その「すっと入っていける」のは、「ベテランで、慣れて」いる看護師がケアを行う際であった。例えば、温かいタオルを用いて右手を拭く際に、片方だけで終わらせるのではなく、もう片方の手も必ず行ってくれるといった、菅原さんが望む方法を暗黙で理解し、必ず行ってくれる人としてベテラン看護師をとらえており、安心してケアを受けられる状況を話してくれた。

さらに、インタビュー5日目の足浴を実施しながら全身を拭くケアにおいて、看護師の配慮自体を「当てる」という表現をしており、温かいタオルを介して、まるで看護師の配慮がそのタオルに浸透し、その温かさと配慮とが混在された状態として「気持ちいい」を体験していたと思われる。これらのことから、自分がしてほしいことと、看護師がしようとしていることが互いにわかっているようななじんだ関係によって「気持ちいい」体験が成り立っていたことに、菅原さんは気づいたのである。

そして、その信頼関係について、「ある意味の習慣化か、ね、習慣の」と言うように、それはある意味、習慣的に親しんでいる関係でもあり、「そういうのがあって、今みたいなことじゃないのかな」と語った。このことから、菅原さんと看護師の習慣的とも言ってよいほどのなじんだ関係によって支えられたケアの状況において、菅原さんは「今みたいなこと」、つまりは「気持ちいい」体験をしていた、といえよう。

Ⅲ

患者の語りから
みえてきたこと

前項「II 患者の語り」をもとに、ケアにおける患者の「気持ちいい」体験が成り立つ状況やその意味について、現象学的アプローチの視座であるメルロ゠ポンティの思想を手がかりとして、患者の語りからみえてきたことを以下に示す。

- ●〈　〉…3人の患者の各事例のそれぞれから導き出された小テーマ
- ●【　】…3人の患者の事例から導き出されたテーマ
- ●「　」…インタビューデータ

1　「気持ちいい」体験の生起の在りよう

■■■■ 1　【ちょうどいい温かみを感じられる】

　樋口さんは、インタビュー1日目のモーニングケア場面において、「なるべく」自分から「手を伸ばす」という行為をして、温かいタオルをとらえていた。身体を自由に動かすことができない樋口さんであったが、「冷えっぽい」身体である樋口さんは、温かさを求めて、タオルに手を伸ばしたのである。

　樋口さんの「温かいのが気持ちいい」は、看護師がタオルを差し出すとそこにすでに樋口さんの手が伸ばされているといった、〈伸ばした手にすでにタオルが差し出されている同時性〉により、樋口さんにとってちょうどいい温かみを感じ、気持ちいいは生起していた。タオルを渡してくれる看護師が温かいタオルをすぐに渡してくれるか否かで樋口さんの「気持ちいい」の成り立ちが左右されるため、「気持ちいい」の生起は看護師のケアの仕方がかかわる事象でもあった。

　このケアの仕方は、同じインタビュー1日目の身体を拭く場面において、〈重なり合ったタオルの温かさに促される〉でも同様にテーマとなった。それは、絞りたての3枚のタオルが左右の肩と首に重なり合わされた状況を、「3枚も(タオルを)着たらね」、「これ以上はない」、「ここまで(タオルを)着たらね、もう何も言うことはないっていう。よかったんだよ。気持ちよかった」と語った場面である。この場面では、身体が冷えないようにタオルを重なり合わせて、温かみを感じられるようなケアの仕方が「気持ちいい」の生起につながり、そのことが、これ

172　　III…患者の語りからみえてきたこと

以上ないほどの満足や、言葉で表現のしようがないほどの「よかった」という感情につながっていた。

　しかし、樋口さんは、これ以上ないほどの満足を感じつつも、それにとどまらず、さらなる欲が引き出されるという体験をも伴っていたのである。それは、「これ以上はない」と言いつつも、「欲を言うと」と付け加え、「（首の1か所を触り）こうだと、ちょっとここが空くかなみたいなね」という語りに表れていた。これらのことから、「冷えっぽい」身体状況において温かさを求め、それが看護師のケアの仕方に合致して「気持ちいい」を感じることは、温冷感覚といった単なる感覚的なるものの水準を超えて、満足感や欲望をわき上がらせることへとつながっていたといえる。

　有馬さんにも温冷感覚について語った場面があった。それは、インタビュー2日目の身体を拭くケアにおいて、「冷房の入った部屋であったならば」と仮定した言い方をして、「お湯をもう少し熱く」することで、「気持ちいい」状態になるという〈ちょうどいい温かみを求める〉場面であった。その日の有馬さんの身体は、「ふわっとする」、「もやもやもやっと」した状態で、「無意識に」、「転がっちゃう」ような状態であった。つまり、自分自身で意図的に身体をコントロールできる状況にはなく、あやふやで不確かな身体状況であった。そのような身体状況が「地」にあるからこそ、「冷房」という冷ややかな空間に「熱く」したお湯を体感することで、感覚の明確な差異が生じるのであろう。そして、その差異が、あやふやで不確かな身体状況にとって、まるで身体感覚の研ぎ澄ましを与えることにつながっているかのような「気持ちいい」を感じていたといえよう。

　有馬さんが温冷感覚について語った場面はほかにもあった。インタビュー3日目のモーニングケアの〈温かいほうのが、人間の心を温かくする〉は、看護師から「ちょっと温かめにしてあります」と前置きがあり、二度、絞りたてのタオルで顔を拭いた場面において、「冷たいよりも温かいほうがね、拭いた感じがするの」、「すごくこう、浸透してね、拭けた感じ」と語った場面である。はじめは「冷たい」タオルと比較して、「温かいほう」という温冷感覚が語られ始め、「拭けた感じ」は「温かい」ほうが「浸透」すると言う。そして、その「浸透」は単に物理的な温熱作用のことを言っているのではないことが、次の語り「だからかえって

173

冷たいタオルじゃなくて、温かいほうのが、人間の心を温かくする」からわかる。この場面では、看護師がタオルを冷めないよう「ちょっと温かめにして」有馬さんに渡しており、そのような仕方で渡された温かみが有馬さんに「浸透」することで、「拭く」という行為にとどまらず、人の心までをも温かくするといった「気持ちいい」体験となっていたのであろう。

　お風呂好きの菅原さんからは、インタビュー2日目の身体を拭くケアにおいて、看護助手と看護師との〈息の合った協働から生み出される温かさ〉により、絞りたてのタオルで菅原さんの首元から腹部までが覆いつくされた瞬間、「ああ、気持ちいい」との言葉が漏れ出た。菅原さんにとって、絞りたての温かいタオルが次々に広げられる状況は、〈あったかかった。それが「気持ちいい」〉といった、ちょうどお風呂に入っている感覚を得られ、「気持ちいい」を生起させていた。菅原さんは、その「気持ちいい」状況について、いったんは温かいタオルが当てられるが、その後、タオルの使い方によっては身体が冷たく感じる状況を生み出し、再度、その冷えてしまった身体に温かいタオルを当ててもらうことにより「いい感じ」になるといった、ケアの一連の流れの中での「気持ちいい」状況を語った。つまり、タオルの扱い方により菅原さんの「気持ちいい」の成り立ちが左右されており、これも看護師のケアの仕方がかかわる事象だといえる。

　このケアの仕方とは、次の対比された場合の語りで、よりいっそう浮き彫りになる。それは、絞ってそのまま〈置いていかれたタオルは決して「気持ちいい」もんじゃない〉という語りである。置いていかれたタオルは、温かさを感じられないだけでなく、「冷えてくる」と同時に、菅原さんは「使う気にならない」と語り、そして看護師に「声をかけようと思うと、もういなかったり」した場合には、菅原さんの「やる気」さえも奪ってしまうのであった。ここでも、冷たいと温かいは単なる物理的感覚を超え、看護師との関係を含んだものとして語られ、ケアの仕方は「気持ちいい」の生起に密着してかかわっていたのである。

　以上より、身体を自由に動かすことができない樋口さんや、自分自身で身体をコントロールできる状況にはなく、あやふやで不確かな身体状況にある有馬さん、そしてお風呂好きではあるが1人では入ることができない菅原さん、といった、つらさや制約、不確かさを伴う身体状況において、【ちょうどいい温か

みを感じられる】ことで、「気持ちいい」が生起していた。その生起を可能にしているのは、患者がちょうどいい温かみを感じられるような看護師のケアの仕方や、患者のおかれた状況であった。また、【ちょうどいい温かみを感じられる】は、「よかった」という感情や、人の心が温かくなる感覚、欲望ややる気といった意欲をも関与させるものでもあった。

　そして、【ちょうどいい温かみを感じられる】の語られ方に着目してみると、「これ以上はない」と言いながらも、「欲を言うと」が同時に語られることや、「冷房の入った部屋」であったならば、と仮定しながら、「お湯をもう少し熱く」してもいい、ということが同時に語られること、「冷たい」よりも「温かいほうが」と言って語られること、「気持ちいい」と言いながらも、そうでない状況が同時に語られること、そして、身体が「冷えてくる」状況と「あったかい」タオルが当てられる状況が同時に語られること、といった、いわば対立する状況を共に語りながら、その生起の仕方が語られていた。これらから、次のようなことがいえるであろう。

　【ちょうどいい温かみを感じられる】は、冷－熱・温、満足－欲望といった対立するそれぞれの状況を含みつつ、看護師のケアの仕方を巻き込んだ内的構造から「気持ちいい」を生起させ、時に人の温かみを感じられることや、意欲へとつながっていた。

　つまり、「冷」えた身体状況において、看護師の「温」かみを感じられるようなケアにより患者は「気持ちいい」といった満足感をいったんは感じるが、その「気持ちいい」は、はかなくもさらなる「気持ちいい」を希求するといった「欲」をも引き出すものであるといってよいだろう。患者の「気持ちいい」とは、一度体験するとさらなる「気持ちいい」を求めずにはいられない身体状況であったことがわかる。看護師が患者の好みを汲み取り、「ちょっと温かめ」にしたタオルで拭いたり、「温かい」タオルを冷めないように手渡して差し出してくれるようなケアの仕方により、心が「温かくなる」場合もあれば、同じ温められたタオルであっても、その扱いによっては、反対に患者の「やる気」をそいでしまうこともある。だから、患者にとって「温」「冷」は、単なる温度刺激といったものとしてとらえられていたのではなく、看護師のケアの仕方が入り込んだ形で「気持ちいい」

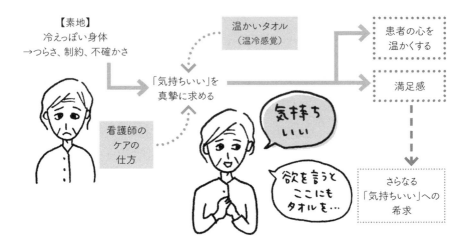

[図1]【ちょうどいい温かみを感じられる】の構造

が生起されていたのである。それは、3人の患者のつらさや制約、不確かさを伴う身体状況が「地」となり、「気持ちいい」を真摯に求めることで生起していたともいえる[**図1**]。

2 【楽あるいは大丈夫を感じられる】

　樋口さんは、インタビュー2日目の洗髪のケアにおいて、看護師に「どうかなと思ったんですけれど疲れちゃってます、どうでしょう」、「寝たままでいいので」、「からだ拭きよりは疲れないと思います」と声をかけられ、「お願いします」と返答し、ケアが開始された。ケア中も、看護師は「苦しくないですか、この姿勢」、「ほんとに苦しくないです？」と声をかけた。樋口さんはちょうどよい頭部の位置を看護師と共に探り終えた際に、「ああ、楽になった」と言い、洗髪が開始されたのである。そのような、樋口さんが「楽」を感じられるような身体状態からケアが始まった。ケア中の看護師の言葉かけに対して樋口さんは、「その何ていうの、それがいいですね」と語っており、〈寝たままでいいので〉は、樋口さんにとって安心を想起させ、疲労を最小限にし、「楽」や「大丈夫」を感じながらケアを受けられることで、「気持ちいい」は生起していた。

　反対に、有馬さんの〈痛みを感じることで楽を求める〉は、インタビュー2日

目の身体を拭くケアにおいて、苦痛な姿勢で行われたケアでは有馬さんは「気持ちいい」を感じることができず、「あのー。やっぱり、自分で楽にね、やってもらうのがいちばんいいの」と語った。看護師に促され、やっとのことで前傾姿勢をとり、大腿を拭いてみたものの、その姿勢は有馬さんにとって腰の痛みを伴い、さらに「ほわっと」するような不快な感覚も合わさることでつらい状況を生み出した。そのため、自ら拭くのをやめてしまった。つまり、姿勢が「楽」でない状況では、「気持ちいい」は生起しづらいことを示していた。

　そのような、前傾姿勢をとるのが苦痛で身体の全部を洗うことができない有馬さんであったが、入院後に行ったシャワー浴では「気持ちよかった」体験をした。有馬さんは、シャワーの開始前には、シャワーに耐えられる身体状況かどうかを気に留めていたが、看護師が準備したシャワー用車イスに「すっと」乗り、「がたがたがた」と停滞することなく浴室に入っていき、お湯を「ジャーッ」と出して洗えたことにより、最初に気に留めていた身体状況への不安を乗り越え、〈案外と大丈夫な身体状況で行える〉ことで「気持ちいい」は生起していた。さらに、シャワー用車イスで身体を洗った際の「気持ちいい」について、看護師が「全部洗ってくれるからいいわけよ」と語った。入院前であれば、お湯だけにしてしまう日もあるような有馬さんであったが、入院後は、看護師が頭から身体から全部洗ってくれるという〈全部やってくれる〉気持ちよさがあると言う。有馬さんは、「私、手が届かないし。からだが曲がらないから」、「この膝から下なんて、全然手がいかない」と話し、歩くことがままならず、前傾姿勢もとることができない有馬さんにとって、「楽」な姿勢で身体を丸ごとを洗ってもらうことは、すべて洗ってもらえた「気持ちいい」だけでなく、現在は不可能ではあるが、「自分が1人でシャワーを浴びているのと同じ」ように、シャワーを浴びたという実感を伴う「気持ちいい」をも生起していた。

　菅原さんは、インタビュー3日目の手浴について、「ベテランで、慣れて」いる看護師は、あったかいタオルを用いて右手を拭いてくれるが、片方だけで終わらせるのではなく、もう片方の手も必ず行ってくれる、と語ったように、〈右手にやると必ず左手にもやる〉という安心感において「気持ちいい」は生起していた。

　以上より、身体を自由に動かすことができない樋口さんや、身体の動きの制

約や動きに伴った痛みのある有馬さん、そして身体を自由に動かすことができない菅原さん、といった、つらさや制約を伴う身体状況において、【楽あるいは大丈夫を感じられる】ことで、「気持ちいい」が生起していたといえる。

その生起を可能にしているのは、看護師の「からだ拭きよりは疲れないと思います」といった、疲労が少なく、大丈夫そうなことを患者が感じられる声かけや、「寝たままでいいので」といった、「楽」な状態でケアが受けられそうなことを感じられる声かけ、ケア中の「苦しくないですか、この姿勢」などといった、苦しい状況になる手前の先取りした声かけであった。

それと共に、患者自身、実際にやってみて意外と身体状況が「大丈夫」と感じられることでも、「気持ちいい」は生起していた。また、患者の状況を踏まえ、【楽あるいは大丈夫を感じられる】ように患者の意向を汲み取り、寝たままの「楽」な姿勢で行うケアや身体の隅々まで手が届くようなケア、必ず行ってくれるような安心感のある状況でのケアの実施がなされており、これらのことも【楽あるいは大丈夫を感じられる】ことを可能にしていた。

つまり、患者の【楽あるいは大丈夫を感じられる】は、ケア中に意外と身体状況が大丈夫と感じられることや、看護師の先取りした声かけ、患者の意向を汲み取ったケアの実施により、患者が「楽」や「大丈夫」を知覚することで「気持ちいい」は生起されていたのである。

では、この看護師の先取りした声かけや患者の意向を汲み取るとは、いかなる事象なのであろうか。それは、背後につらさや制約、不確かさを伴う身体状況にある患者の現在の状況を踏まえつつ、患者の近接した未来の「楽」や「大丈夫」をめがけて看護師自身が声を発し、ケアという行為に移すということである。

看護師が現在の患者の状況を含みつつ、これから行うケアについて疲労が少なく大丈夫そうであることや、「楽」な状態でケアが受けられそうなことをめがけて、患者に声かけすること、つまりは、看護師は今から行おうとしているそのつどのケアの提供という近接した未来を、患者にこれ以上の苦しみを感じさせないよう、まるで、手探りをしながら"先取りした声かけ"を「今」という現在においてすることによって、患者の「気持ちいい」が生起されるのである。

また、患者の意向を汲み取ることも同様に、患者の状況を踏まえ、患者の

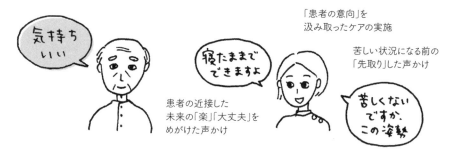

[図2]【楽あるいは大丈夫を感じられる】の構造

「楽」や「大丈夫」であろうをめがけてケアの仕方を交錯させる。そのことが患者の意向とかみ合ったときに、「気持ちいい」は生起されるといえよう[図2]。

3 【看護師の配慮や心遣いを感じられる】

　樋口さんのインタビュー1日目の全身清拭の場面における〈看護師と共にケアを決定していく〉は、看護師の「シャンプー、どうしよう…。シャワー、前、なんか、倒れちゃったんですよね。今日、リハビリもやったばっかりだから、拭いたほうがいいですか、どっちがいいですか」という語りのように、看護師が清潔の方法を樋口さんと共に模索することから始まった。そして、「シャワー、前、なんか、倒れちゃったんですよね。今日、リハビリもやったばっかりだから」と、樋口さんが体力を使ったばかりの状態であり、転倒の危険性があることも暗示したことで、それを受け、その後の樋口さんの「拭いたほうが…」という言葉を促していた。

　さらに看護師は、樋口さんの「拭いたほうが」"いい"との断定的な返答がないことを受け、「拭いたほうが安心ですかね」と代弁した。そして、看護師は、より具体的なケアの方法を探るように、「寝たままやります？　それとも、ちょっと起き上がれそうですか？」というように、「起き上がって」清拭が受けられるかという可能性、実現性を探る言葉をかけた。それに促され、樋口さんも「起き上がれそう」と返答した。

　このような互いの応答の仕方をみてみると、ケアの方法をいまだはっきりとは決められない状況において、看護師の樋口さんの状態を探りながらの配慮あるいは気遣いのある声かけに対し、樋口さんは単なる受け身としてだけでなく、自

身のこととして、「拭いたほうが」や「起き上がれそう」という言葉で応答していた。

　また、インタビュー２日目の全身清拭の場面における〈太陽のような温かさと配慮により、「うれしい」「幸せ」へ〉は、担当看護師が樋口さんに「ご自身でもし、できそうだったら」と、樋口さんができそうか否かの状態を見極めつつ、ケアに参加できるかについて配慮ある言葉かけをすることから始まった。ケア中もリーダー看護師は、樋口さんに「ごろん、と横になっちゃいましょうか?」、「起きられます? どっちがいいですか? 起きられれば…起きちゃいます? 起きるのしんどいですか?」、「また、足も寝ちゃったほうが楽ですかね」と、樋口さんの行う一つひとつの行為に対し、言葉かけをしながら、樋口さんが体力の使用を最小限で済むように、時には樋口さんが自身の身体の状態を見極めつつケアの体位を決められるよう、心遣いのあるケアを実施していた。樋口さんも看護師の言葉かけに対し、できるところは自身で拭いたり、身体の向きを自分のペースで動かしたり、「自分で拭きまーす」と応答したりと、ここでも樋口さんは、単なる受け身としてだけでなく、自身のこととして応答していた。そして、樋口さんはケアを行った看護師を「あの方なりの細かい親切」、「細やかなところがあってうれしい」ととらえ、「温かみとか考えてたら、私は幸せって思うのはやってくださる方(看護師)の、あの気持ちがね、こちらにいつも通じるっていうか、あるんだなと思って。自分で勝手にいい気持ちとか言うんじゃなくて、やっぱり周りのね、そういうふうにしてくれているのだというのが、ちょっと気がつきました」と語った。このことから、樋口さんは、看護師の「細かい親切」や「温かみ」を一方的に享受する者としているのではないこと、また、「気持ちいい」は、自分という単独で成り立ってはいないこと、を示していたといえる。

　また、樋口さんは「こちらにいつも通じるっていうか、ある」と語っていることから、樋口さんは「細かい親切」といった配慮や気遣を感じると同時に、それを感じ取る者として「気持ちいい」が生起していたことがわかる。

　有馬さんは看護師が病室に入るなり、「いつやる?」と、シャワーを行う時間について自ら声をかけた。それに対し看護師は、「どうしよう。リハビリの前にやっちゃいます? どっちがいいですか? いつでもいいですよ。午後でも。でも、あの歩行器で歩くことを考えると午後は体力温存しといたほうがいいのかな

あーと思いつつ、午前中、シャワーやっちゃったら、リハビリのとき元気でないかなっていろいろ悩むことがあるんですけど」と、有馬さんの体力温存ということと元気にリハビリが行えるかどうかで迷い、いつケアを行ったらよいかを決められずにいた。有馬さんは、看護師が決められずにいることを受け、リハビリの時間を確認したうえで、「それから（リハビリ後）シャワーやって、ね」と返答した。

　これらのことから、看護師が有馬さんを気遣いながらも決められないでいることに対し、有馬さんは受け身的でなく、自らのこととしてケアを決定していく、というプロセスを踏んだことがうかがえる。その有馬さんの決定を受け、看護師は、「私もお手伝いするので、洗うのとかは」と、有馬さんの体力面を考慮に入れながら、ケアの方法が決められた。看護師は、「なので、そこまでは、疲れないかなーって思うので」と、有馬さんの疲労に対する配慮ある言葉かけを行った。その言葉かけに対し、有馬さんは「うん。疲れない」と同調した。看護師は、さらにケア中も、「大丈夫そうです？」、「じゃあ、有馬さん、一度、立てますか？」などと、配慮あるケアの仕方と言葉かけをしていた。そのような看護師の行為について、有馬さんは「私は〇〇さん（看護師名）にやらせているんじゃなくて、〇〇さんにやってもらっているんだっていう感じがする。〇〇さんにやってもらっているって。やらせているんじゃないの」と語った後、「ね。自分がやってもらっているんだって。ありがたいことだと」と語った。このことから、〈やらせているんじゃなくて、やってもらっている〉は、配慮あるケアをただ感じるだけでなく、感じ取ることによって、自らも「ありがたい」と感謝の念を抱くこととして、「気持ちいい」は生起していたといえるだろう。

　菅原さんは、インタビュー５日目の足浴をしながらの全身清拭について、「おそらく、温かさが残るように、という配慮が、看護婦さんにあって。それを、当てたんじゃ。それで、余計に気持ちがいいと思ったんじゃないかね」と言った。〈温かさが残るような配慮がある〉は、単なる「温かい」タオルではなく、「温かさが残るように」という配慮がそのタオルに浸透したものとして菅原さんの身体に触れたために、「余計に気持ちがいい」と感じたといえる。ここで、菅原さんは「おそらく」という言葉を発していることから、自身の立場から看護師の立場に立ってみることで、みえてきた現象ともいえる。その温かさを伴った配慮が菅

181

原さんに触れられ、それに触れることによって「気持ちいい」が生起していたと考えられるだろう。そして、インタビュー5日目に、「気持ちいい」は、〈お互いに気心知れた、ある意味の信頼関係がある〉こと、つまりは、菅原さんがしてほしいことと、看護師がしようとしていることが互いにわかっているようななじんだ関係によって生起していることに気づいたのである。

このように、身体を自由に動かすことができない樋口さんや、自分自身で身体をコントロールできる状況にはなく、あやふやで不確かな身体状況にある有馬さん、そして身体を自由に動かすことができない菅原さんにとって、【看護師の配慮や心遣いを感じられる】ことで、「気持ちいい」は生起していた。

その生起を可能にしているのは、患者が「安心」してケアを受けられる方法を、看護師が相手の気持ちに配慮しつつ、患者と共に決定していくようなかかわり方や、患者の体力が温存できるよう、また患者の安全に配慮した心遣いのある言葉かけであった。そしてそれは、患者がしてほしいことと、看護師がしようとしていることが互いにわかっているようななじんだ関係において成り立つ事象でもあった。つまり、【看護師の配慮や心遣いを感じられる】を通して生起した「気持ちいい」の体験は、患者が他者と隔絶した「個」として成り立つのではなく、看護師との関係性の中において生起される現象であったといえる。

そして、【看護師の配慮や心遣いを感じられる】を通して生起した「気持ちいい」は、同時に患者の「幸せ」や「うれしい」につながり、ケアを行っている看護師について「ありがたい」との感謝の念を抱くことにつながっていた。

ここで、樋口さん、有馬さん、菅原さんの「気持ちいい」の成り立ちを振り返ってみたい。

樋口さんは、看護師がケアの方法をいまだはっきりとは決められない状況において、看護師の配慮あるいは気遣いのある声かけに対し、単なる受け身としてだけでなく、自身のこととして、「拭いたほうが」や「起き上がれそう」という言葉で応答していることや、「細かい親切」について、「こちらにいつも通じるっていうか、ある」と語っていることから、自分自身は看護師の配慮や気遣いを感じる者と同時に、それを感じ取る者として、「気持ちいい」が生起していたといえよう。このことから、看護師の配慮や気遣いは、患者が単なる受け身にとどまるの

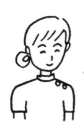 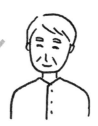

【表裏一体の関係】
・看護師の配慮に"触れられる"者
　→受動的立場
・看護師の配慮を"触れる"者
　→能動的立場

[図3]【看護師の配慮や心遣いを感じられる】の構造

ではなく、それを感じる者としての関係性において成り立っていたと考えられる。

　また、有馬さんにおいても、看護師が有馬さんのことを気遣いながらも決められないでいる状況に対し、受け身的でなく自らのこととして自身でケアを決定していくというプロセスを踏んだり、配慮あるケアをただ感じるだけでなく、感じ取ることによって、「気持ちいい」は生起していた。

　菅原さんにおいても、自身が看護師の立場に立ってみることで、温かみを伴った看護師の配慮が自身に触れられることによって「気持ちいい」が生起していた。そしてそのことは、自身がしてほしいことと、看護師がしようとしていることが互いにわかっているようななじんだ関係が背後にあって成り立っていることに気づいたのであった。

　以上より、看護師の配慮や気遣いに"触れられる"者として、患者は単に受動的立場にとどまるのではなく、同時に、看護師の配慮や気遣いを"触れる"者としての能動性をもつといった、"触れる"と"触れられる"が表裏一体の関係において「気持ちいい」は生起していたと考えた[図3]。

　メルロ＝ポンティ[1]は、次のように言う。

> 触れられるものと触れるものとの循環があり、触れられているものが触れるものを捉える。

　つまり、【看護師の配慮や心遣いを感じられる】を通して生起した「気持ちいい」は、その看護師の配慮や気遣いが、"触れられる"と"触れる"といった表

183

裏一体の関係において成り立っており、その動的な関係性こそが、「気持ちいい」は、それにとどまらず、患者の「幸せ」や「うれしい」につながり、ケアを行っている看護師に対して「ありがたい」という感謝の念を抱くことにつながっている、といえるであろう。

■■■■ 4 【自分の身体・看護師・時間や空間の境界・隔たりがなくなる】

　樋口さんのインタビュー1日目の全身清拭の場面では、友人の「気持ちよさそうね」に応答し、「気持ちいい」との言葉が漏れ出た。これは単に樋口さんが「気持ちいい」を表現しているだけとは言い難く、友人の「気持ちよさそう」に見えることへの同意が含まれ、友人の言葉に促され、応答したといえよう。このことから、樋口さんだけでなく、その場にいる樋口さんと周囲の人（私も含め）が、「気持ちいい」を感じるような状況をつくり出し、「気持ちいい」を〈周囲の人と共に感じる〉体験であったと考えられた。

　そして樋口さんは、そのような身体を拭いたときの「気持ちいい」について、秋という現実的な時期を超えて「真冬」から「春へ」という時間の移動をあげ、その変化と共に身体も「固まる」から「緩む」と言う。そして、その「緩んだ身体」は、春という季節への時間的移動にとどまらず、さらに暖かさを追い求めるように「うんと陽だまりのところに行けば」と、空間的移動を伴った。また、冷えっぽい樋口さんの身体にとって、「赤」色は「熱」を呼び寄せる何かであり、冷えないようにする「力」があるものとして語られ、「色彩感覚」と「温感覚」が別のものとしてではなく、共に語られていた。これらのことから、〈「感じたまま語る」ことにより「時間・空間の移動」「感覚の交差」へ〉を体験していたと考えられた。

　また、インタビュー2日目の洗髪において、「気持ちがいい。すべて気持ちいい」と言い、その後、樋口さんは〈今も、前も生きてたんだけど、もっと返った感じ〉を体験した。そのことを、「何にもなくなっちゃった」ととらえており、「視界」や「このへん」といった、自分の周囲にある空間と自身が浸透、あるいは溶け合う感覚であったといえよう。

　有馬さんはインタビュー4日目において、リハビリやトイレ以外は1日のほとんどをベッド上で過ごしている状態であったが、シャワーにおける「気持ちがいい」

について、〈ばっとやって、「ああ、気持ちがいい」〉と体験しており、その様子を「窓を開けて深呼吸をする」、「山へ登る。樹海を通って。そして山の頂上まで来る」ようだと語った。この語りから、病室のベッドといった現実的な空間から、他の空間へと移動を感じる体験でもあったと考えた。そして、そのシャワー浴を行った際の「気持ちいい」について、有馬さんは、安心しきった、身を任せた状態ではあるものの、「気持ちいい」世界での看護師と有馬さんは、殿様と家来の関係といった優劣の関係ではなく、看護師と有馬さんの2人で共につくり上げられる〈2人で成り立つ世界〉であった。それは、ケア時の方法を決定する際の看護師の配慮ある声かけからすでに「地」が築き上げられており、ケアを通してその時々で有馬さんの状況や希望を確認しつつ進められたケアの仕方は、有馬さんにとって安心し、身を任せることができる状態でもあったのであろう。

　さらに、その「気持ちいい」シャワー浴において、有馬さんは、看護師が〈自分自身を洗っているような感覚で洗ってくれる〉体験をしており、有馬さんと看護師は、ケアの受け手である有馬さんがケアを行う看護師の感覚を感じられるといった、どちらが相手となるのかがわからなくなり、区別がなくなるような、一体となす関係が成り立つような「気持ちいい」体験をしていたといえよう。

　菅原さんは、インタビュー3日目の手浴と足浴の際に、「右手」がお湯に浸かり「気持ちいい」と感じると同時に、〈左手も、右手に、「俺も気持ちがいいよ」って言ってる〉ことを語った。このことは、左手と右手を身体の部分として分けてとらえてはいないことを意味しており、足を洗っている際にもほかのところが「気持ちいい」と感じている状況、すなわち、"そこ"や"ここ"といったように、身体を部分として分けてとらえるのではない体験をしていた。

　そしてその体験は、看護師の〈扱いの中にすっと入っていける〉感覚のもとで成り立っていた。菅原さんは「気持ちいい」ケアを行った看護師について、「すっと入っていける」と言い、反対に慣れていない看護師は、「すっとは入らない」と言う。菅原さんにとってちょうどよい温かさかどうかを探る声かけ、配慮するケアの仕方などを含めて「いい気持ちっていう、ようなの」が、看護師のふるまいの中に「すっと入って」いるような看護師に対して、菅原さんはその人に「すっと入っていける」のであった。つまり菅原さんは、そのような看護師のケアを受ける中で、自

185

身とケアを行う看護師との境界がなくなり、相互に浸透する関係において「気持ちいい」が成り立っていたと考えた。さらに菅原さんは、エレベーターバスの湯船の中のお湯に「どっぷり」と浸かることにより、〈手足がもっともっと伸びる〉という自身の身体と周囲の境界・隔たりがなくなるような感覚を体験していた。

　以上より、身体を自由に動かすことができない樋口さんや、自分自身で身体をコントロールできる状況にはなく、あやふやで不確かな身体状況にある有馬さん、そして身体を自由に動かすことができない菅原さんにとって、【自分の身体・看護師・時間や空間の境界・隔たりがなくなる】ことで、「気持ちいい」が生起していた。

❶共に「気持ちいい」を感じる

　樋口さんの〈周囲の人と共に感じる〉からは、「気持ちいい」体験がその個人の主観に閉ざされていないものとして体験されており、有馬さんの〈2人で成り立つ世界〉からも、有馬さんと看護師の2人で共につくり上げられるものとして体験されていた。同様に、〈自分自身を洗っているような感覚で洗ってくれる〉からは、自他の区別がなくなるような一体となす関係として体験されていた。また、菅原さんの〈扱いの中にすっと入っていける〉からは、「いい気持ちっていう、ようなの」が、看護師のふるまいの中に「すっと入って」いるような看護師に「すっと入っていける」といった、相互に浸透するものとして体験されていた。

　これらのことから、患者にとっての「気持ちいい」体験は、「個」の体験ではなく、周囲の人々や看護師と共に「気持ちいい」を感じるものとして体験されており、それは、主体がはっきりと誰だかわからなくなるような感覚、相互に浸透するような感覚、つまりは「患者（わたし）」と「看護師（あなた）」という人称を超えた、前人称性の体験であると考えられた。そうした混沌とした未分化な共同において、つまりは「間身体性」として「気持ちいい」は成り立っているといえよう。

　そして、この前人称性の体験を可能にしていたのは、周囲の「気持ちよさそうね」という声かけや看護師の配慮ある声かけ、安心し身を任せることができる

❖1……「間身体性」とは、複数の身体がまるで1つの系の個々の器官のようにして働き出すような、単体ではない身体の機能的な共同性をさすのに用いられる概念。メルロ＝ポンティの現象学的思想の核をなす術語の1つ。（『岩波 哲学・思想事典』岩波書店，1998より）

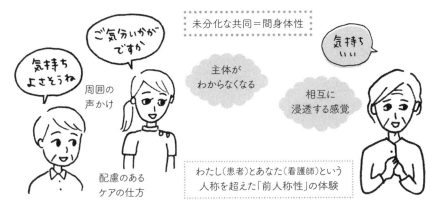

[図4] 共に「気持ちいい」を感じる

看護師との関係、看護師のちょうどいい温かさかどうかを探る声かけや配慮のあるケアの仕方であった。

　メルロ=ポンティ[2]は、幼児は自己を自己として意識する以前に、自他の未分化な前人称的生活を送っているとし、この状態は成人の生活の底にも存続していると言う。よって、成人になっても「間身体性」が可能となるのである。共に「気持ちいい」を感じる体験は、患者と看護師とが不可分の状態、互いに侵蝕しあい、共存している状況であり、それゆえ、患者と看護師の境界・隔たりがなくなる体験であったといえる[図4]。

❷「気持ちいい」が交流する身体

　菅原さんの〈左手も、右手に、「俺も気持ちがいいよ」って言ってる〉からは、「右手」がお湯に浸かり「気持ちいい」と感じると同時に、もう一方の「左手」も「右手」に「『俺も気持ちがいいよ』って言ってる」ことから、身体を"そこ"や"ここ"といったように部分として分けてとらえるのではない感覚の体験をしていたことがわかる。

　メルロ=ポンティは、身体＝主体という観点から、身体の境界は通常の空間関係では表すことができず、身体の諸部分は相互に独特な仕方で関係しあっているとし、次のように述べている[3]。

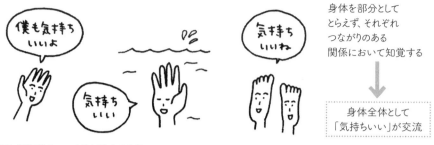

[図5]「気持ちいい」が交流する身体

> 私は私の身体を、分割のきかぬ一つの所有のなかで保持し、私が私の手足の一つ一つの位置を知るのも、それらを全部包み込んでいる一つの身体図式によってである。

つまり、身体図式の働きにより、身体の各々をつながりのある関係において知覚しうるのである。このことから、「右手」がお湯に浸かり「気持ちいい」と感じると同時に、もう一方の「左手」も「右手」に「『俺も気持ちがいいよ』って言ってる」と感じたことや、足を洗っている際にもほかのところが「気持ちがいい」と感じていることは、無意識的な身体の組織化の働きにより、右手や左手、足のみではなく、「そこはかとなく」、つまりは、身体全体として「気持ちいい」が交流していたといえる[図5]。

❸生きられる時空の広がり

〈「感じたまま語る」ことにより「時間・空間の移動」「感覚の交差」へ〉からは、秋という病室において、樋口さんは身体を拭くケアの「気持ちいい」について、「真冬」から「春へ」と言い、さらに「うんと陽だまりのところに行けば」と語った。樋口さんは温かさを求め、暖かい季節への移動や、暖かい場所への移動を伴いながら、実際に自身がそこにいるかのように話した。

そして、樋口さんの洗髪のケア時の「気持ちいい」と同時に語られた〈今も、前も生きてたんだけど、もっと返った感じ〉では、樋口さんは「この視界がうれしさでこのへんがこう、何にもなくなっちゃった」と感じており、それは目の前の空

間と自身が浸透する感覚であったといえよう。

　有馬さんのシャワー時の〈ばっとやって、「ああ、気持ちがいい」〉では、有馬さんは病床空間から窓を開けて深呼吸をし、樹海を通って山頂に来るといった外界への移動を伴いながら、実際に自身がそこにいるかのように語った。

　菅原さんは、エレベーターバスのお湯の中では、手足が「もっともっと、ゆっくりと」伸びる感覚を覚えていた。〈手足がもっともっと伸びる〉は、自由に動かぬ身体が「どっぷり」と湯船に浸かることにより、固くなった身体がほぐれるかのように柔らかくなることで、身体が伸びるといった拡張する感覚であり、それが菅原さんの身体空間の広がりにつながっていたと考えられた。

　「気持ちいい」体験については、樋口さんも有馬さんも、病室という空間から、それぞれ季節への移動や、暖かい場所への移動、外界への移動を伴ったものとして、実際にそこに自分がいるかのように語った。また、菅原さんもまるで湯船の中で手足がもっともっと伸びる体験をしていた。

　樋口さんは自由に身体を動かすことができない状況で、有馬さんは自分自身で身体をコントロールできる状況にはなく、あやふやで不確かな身体状況にあり、菅原さんは1人ではお風呂に入れず、1日のほとんどをベッド上で過ごす身体状況にあった。それらが「地」となって、樋口さんと有馬さんは病室から春の季節における陽だまりへ、窓の外や山頂へと、己を超え出て、その場、その季節にいるかのような感覚を味わっていたといってもよいであろう。言い換えると、春の季節や陽だまり、窓の外の新鮮な空気、山頂へと赴き、それらに触れ、現実の時間や空間を超えた広がりをもった体験であったと考えられる。菅原さんもまた、信頼のある看護師や看護助手に囲まれながら、癒しを感じられるお湯に身を任せることで、自由に動かすことがままならない手足が伸びていく、つまりは菅原さん自身の身体空間が広がっていく体験であった。このことは、身体空間や時間は、知覚している当の者の空間や時間であり、「気持ちいい」体験を語っていく中で、病室における時空の境界・隔たりはなくなり、身体とお湯が浸透し、境界がなくなるものとして体験されていたといえよう。そして、樋口さん、有馬さんが病室といった空間や時間の隔たりがなくなること、および菅原さんの身体とお湯との境界がなくなることは、それぞれにとっての生きられる空

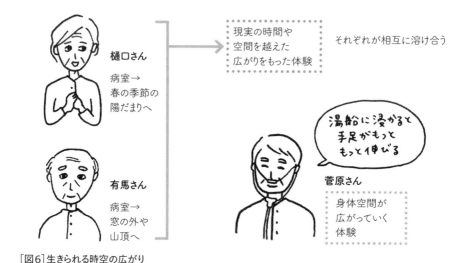

[図6] 生きられる時空の広がり

間や生きられる時間の広さへとつながっていた。

　これらのことから、【自分の身体・看護師・時間や空間の境界・隔たりがなくなる】は、それぞれが相互に溶け合い、生きられる時空の広がりを意味するものとして体験していたと考えられた[図6]。

5　【背後にあるつらさや制約、不確かさから、いっとき放たれる】

　樋口さんの〈今も、前も生きてたんだけど、もっと返った感じ〉は、既述したように、「視界」や「このへん」といった、自分の周囲にある空間と自身が浸透、あるいは溶け合うような体験であったといえる。それは、樋口さんの身体が自由に動かすことができなく、「どっくりと下がって」しまい、転倒を起こしてしまう身体状況において、いっとき不自由さを忘れられるような体験としてとらえることができる。

　有馬さんは、入院後に体験したシャワーの「気持ちいい」について、「表現すると難しいけどもね」と前置きしながら、何度も吐血を繰り返す状況において、多くは食べてはいけないことを承知しながらも、自分の大好きなのり巻きを〈制限なく腹いっぱいに食べられたときのような「気持ちいい」〉体験であったと語った。つまり、ある制約のある状況下で、そうとは承知しながらも、制約を超えて得られた

そのときの満足感や開放感と言い換えることができるのではないだろうか。

　また、有馬さんは「垢に染まった、垢で汚れたからだ」をもつ人間が、シャワーで「ジャーッて」、「全部洗い流して」くれて「すっきり」したと、一連の流れとして〈垢や何かが流れるような「気持ちいい」〉体験を語った。シャワーで流されるものについて、「垢や何か」、「もろもろ、もろもろ」、「何だってことは言えない」と言い換えながら、最後に「全体」に着地した。この明確に言語化できない「全体」とは、有馬さんの意識にはっきりと表れてはいないものの、「垢や何か」、「垢に染まった」、「垢で汚れたからだ」という語を用いていることから、日々の生活において有馬さんにまとわりついている状況が流されること、つまりは、「ふわーっとした」、「もやもや、あるいはもうろうとしている状態」や、「こんな生活、嫌だな」という思い、食べたら下から出る、そういう関係で命を長らえているという「半植物人間」といったつらさ等の状況が、いっとき流されることにより「気持ちいい」体験をしていると考えられた。

　そして、有馬さんは「気持ちいい」体験について、「ただ入院したんじゃなくて、入院してこういうことがあった、よかったなって」、「入院した中の、1つのいいこと」、〈本当に、ここにいてよかった〉と思える体験であったと語った。「ただ入院したんじゃなくて」や、「入院して」、「入院した中の」と入院という言葉を頻回に語っていることから、有馬さんは入院に対して、前述したように「こんな生活、嫌だな」という思いを抱いていたといえよう。また、「消化器、もうやだよ、こりごり」、「もう、本当にね、人間おしまいよ、こうなっちゃ。半植物人間だもん」と語り、「胃カメラ」の検査や長い「絶食」、「点滴」といった、つらさや制限された入院生活を送っていた。そのようなつらさや制約された状況であったからこそ、「気持ちいい」体験をすることは、いっときそのつらさや制約から放たれ、入院生活に1つの彩りを与え、有馬さんに「本当に、ここにいてよかったなっていう、気持ち」をわき上がらせたと考えた。

　インタビュー4日目のシャワー時の〈上空から江の島を見たような、すっきりとした「気持ちよさ」〉では、シャワーの気持ちよさは、空の上から江の島を見下ろした感じのようにすっきりとする、と言い、立つことがままならない有馬さんは、「腰かけた」姿勢で、その「上」に位置する「頭から」シャワーをかけてもらうこと

で「気持ちいい」を体験していた。このことから、「空の上」や「頭から」といった自身の「上」に視点をおき、そこから全体的にとらえ、自身に向かってお湯が降り注ぎ、「もろもろ」な「全体」が流されることで、すっきりとした開放感を感じる体験をしていたといえよう。

　菅原さんは、インタビュー4日目のエレベーターバスの「気持ちいい」について、「どっぷりと」湯船につかる感じは、何とも言えないリラックス感があり、やさしく言うと「絵にも描けないような、これ以上、のリラックス感はない」と語る。この〈えも言われぬ感じ〉は、寝たままの姿勢で手足を伸ばすことができるほどの大きな湯船に浸かることを、「どっぷり」という擬態語を用いて表現することで、これ以上にないリラックスを感じており、それは、日頃、座ることや立つこともままならず、1日をベッド上で過ごす菅原さんにとって、そのつらさからいっとき離れ、解き放たれたような感覚をも包摂している体験であると考えられた。

　以上より、樋口さんにとっては、身体を自由に動かすことができなく、「どっくりと下がって」しまい、転倒を起こしてしまう身体状況において、有馬さんにとっては、好物を腹いっぱい食べられないという制約のある状況下や、もうろうとして不確かさを感じる身体状態、「こんな生活、嫌だな」という思い、「半植物人間」という状況、検査や長い絶食、点滴といったつらさや制限された入院生活、立つことがままならない身体状況において、菅原さんにとっては、座ることや立つこともままならず、1日をベッド上で過ごす身体状態において、【背後にあるつらさや制約、不確かさから、いっとき放たれる】ことで、「気持ちいい」が生起していた。

　そして、そのような身体状況からいっとき不自由さを忘れられる状況や、制約を超えて得られたそのときの満足感や開放感、つらさや制約された状況からいっとき放たれること、お湯が降り注がれ「全体」が流されること、を体感していた。

　これらの感覚は比喩的に「もっと返った感じ」、「腹いっぱいに食べられたときのような感じ」、「垢や何かが流れる」、「空の上から、江の島を見た感じ」、「えにも言われぬ」感じと語られた。そして、「表現すると難しいけどもね」、「垢や何か」、「もろもろ、もろもろ」、「何だってことは言えない」、「ちょっとね、表現がうまくできないんだよ」、「表現が、そこはできないけどもね」という語り方

192　Ⅲ…患者の語りからみえてきたこと

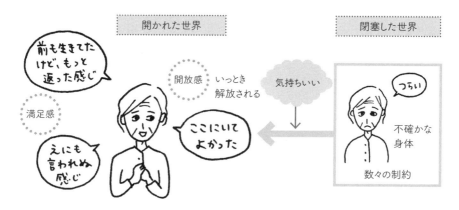

[図7]【背後にあるつらさや制約、不確かさから、いっとき放たれる】の構造

から、これらの体験は明確に認識されたものではなく、私が尋ねることで、はっきりと見て取れない状況を探りながら言い当てようとする仕方で表現されるような現象であったといえよう。

　メルロ＝ポンティは、客観的世界の手前には思惟による対象化以前にすでにある世界（「生きられた世界」）があり、それは実際に経験を通して初めて開示されると言う。比喩的にしか語りようのなかった患者の「気持ちいい」感覚は、患者自身の身体を通じて患者の世界を開示し、患者は今までの、背後にあるつらさや制約、不確かさといった閉塞した世界を脱し、開かれた世界を体験していたのではないだろうか。

　以上より、【背後にあるつらさや制約、不確かさから、いっとき放たれる】は、つらさや制約、不確かさといった閉塞した世界にあった患者が、「気持ちいい」感覚によって、開かれた世界を体験していたと考えられた[図7]。

2　「気持ちいい」を語ることから生起されるもの

　「気持ちいい」を語ることは、時として、「幸せ」や「生きている」実感を伴うものとして、また、看護師の存在や配慮への気づきや自身のものの見かた・感じ方の更新へとつながっていた。

■■■■ 1 【「気持ちいい」の拡張としての「幸せ」や「生きている」】

　樋口さんのインタビュー1日目の身体を拭く場面の〈重なり合ったタオルの温かさに促される〉では、はじめは片側だけの肩に温かいタオルが当てられていたが、次に反対の肩にも温かいタオルが当てられることにより、温かさがまるで自身に向かってくるかのようにどんどん来て、「だからもう本当に幸せなんだなあって。温かみが感じられて幸せ」と樋口さんは語った。このことから、自身で温かみを感じ取ることができ、「幸せ」への実感につながっていたと考えられた。そして、その温かみを支えていたのは、すぐに冷えてしまう身体を、タオルをすぐに取り換えて何度も温めてくれる看護師の配慮あるケアの仕方が関与していた。

　また、樋口さんのインタビュー1日目の〈「いい重ね」の体験により「幸せ」へ〉からは、前日は立位もままならず、ふらついてしまう状況であったが、インタビュー当日は3回平行棒を歩くことができたうえに、身体を拭いてもらうことで温かみを感じられる「気持ちいい」体験ができ、「いい重ね」ができたことで「幸せ」と感じていたことがわかる。つまり、樋口さんにとって「幸せ」は、いい体験が重なることで生起するような事象であると考えた。

　そのような「いい重ね」ができたことで感じた「幸せ」は、身体を拭く際に、自分でも温めることのできる「手」を看護師が「手」を通して温めてくれることが関与していた。もともと「手」は気持ちが通じるところであるため、そのような互いの気持ちが通じる「手」に看護師の「手」を通して温かさが伝わると同様に、看護師の気持ちが通じるものとして樋口さんは「手」をとらえていた。そして、「気持ち」や「温かさ」が混在された状況は、単に、物理的温かさを超えて、〈「手を温めてくれる」から「生きている」「幸せ」へ〉とつながっていた。この「生きている」や「幸せ」は、「気持ち」が通じる「手」を冷めないよう看護師が温めており、温めてくれる看護師の配慮あるケアにより成り立っているといえよう。そして、樋口さんのインタビュー2日目の身体を拭くケアにおける〈太陽のような温かさと配慮により、「うれしい」「幸せ」へ〉からは、次々と感じられるタオルの温かさや自身の体力が温存できるような看護師の配慮ある声かけ、そして、そのつど患者の身体状況に合ったケア方法を探る「細かい親切」により、「気持ちいい」と同時に「幸せ」や「うれしい」を感じていたことがわかる。

以上より、時として「気持ちいい」体験は、語ることでそれにとどまらず、他の「幸せ」や「生きている」といった感情を伴ったものとして拡張する体験であったと考えられた。

　この【「気持ちいい」の拡張としての「幸せ」や「生きている」】を可能にしていたのは、患者が温かみを感じられるよう、すぐに冷えてしまう身体をタオルを取り換えて何度も温めてくれたり、気持ちが通じる「手」を冷めないように温めてくれたり、患者の体力が温存できるように、といった看護師の配慮あるケアの仕方や、そのつど患者の身体状況に合ったケア方法を探る細かい親切であった。これらは、看護師の「手」が関与しているものでもあった。よって、この【「気持ちいい」の拡張としての「幸せ」や「生きている」】を可能にしている看護師の「手」について考えてみたい。

　滝浦[4]は、著作『手の現象学』において、次のように述べている。

> 　一般に足は外界に対する立脚点として、まだわれわれ自身に属しているのに対して、手は、われわれの外界に対する実践的接点として、両者に共属しているのでなければならない。(途中略)手が外界への実践的接点だということは、また、手がそのようなものとして、物のさまざまの関係や位置を画する原点でもありうるということである。(途中略)「ふれる」の本来的意味は、こちら側にあるものがあちら側のものと瞬間的に出会い、そしてあちら側の動静を、みずからの変化のうちにうかがい知りうるまでに、能動と変動が接近することにあると言っていいであろう。

　このことから、看護師の「手」は、ケアにおいて患者と触れる実践的接点として、看護師自身と患者に共属していると考えられる。そして、看護師の「手」あるいは「手」を介した温かみのあるタオルが、患者に触れ、出会うことで、患者の冷えた身体や患者の身体状況を察知し、それと共に患者の身体もただ触れられるものとしてだけでなく、看護師の手、ないしタオルに触れるのである。そのようにして互いに接近することで、看護師はその状況を踏まえて患者にとっての「気持ちいい」ケアの仕方を交錯させているのであろう。

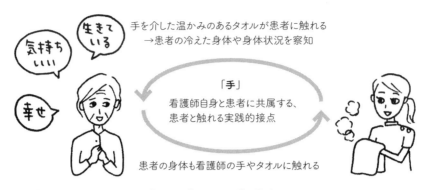

[図8]【「気持ちいい」の拡張としての「幸せ」や「生きている」】の構造

　既述した、患者が【ちょうどいい温かみを感じられる】ような看護師の配慮や心遣いは、「手」を実践的接点として関与することで成り立っているといってよいであろう。そのような「手」の触れ行く行為の中で、触れ来るものを感受するといった能動と受動の動的関係性が原動力となり、患者の「気持ちいい」は、それにとどまらず、「幸せ」や「生きている」といった感情を生起させていたと考えた［図8］。

2　【看護師の存在や配慮への気づき】

　樋口さんの〈自分で勝手に「いい気持ち」とか言うんじゃない〉は、樋口さん自身が勝手に1人で気持ちいいと感じているのではなく、樋口さんがそれを感じるような経験をする際には、気持ちいい状態になれるよう看護師がケアをしてくれていることに、語りながら気がついた体験であった。つまり、気持ちいい体験をたびたび語ることにより、気持ちいいは、自分1人だけの単独で体験するものではなく、看護師に促され、看護師の心遣いと通じ合う経験をしたことによって、看護師の存在に気づいたのだといえよう。

　有馬さんの〈2人で成り立つ世界〉では、気持ちいいについて、最初は自身の感じ方を語っていた有馬さんであったが、だんだんとケアを行う看護師の存在に気づき、「気持ちいい」シャワーを行ってもらえるあの浴室の中は「1つの世界」であり、その世界は「誰の世界でもないの。あの子の世界。で、あの子の世界と思ったら、あの子のやるようにやって、そしてやった相手が気持ちよくなるようにやるのが、あの世界」と語った。このことから、有馬さんにとって看護師の

「気持ちよくなってもらいたい」という配慮が伝わるようなケアであったからこそ、より近づいた存在としての看護師に気づいたのだといえよう。

　菅原さんは、はじめは自身の感覚について語り始めたが、語っていくうちに「おそらく」と言い、〈温かさが残るような配慮がある〉と、温かさが感じられるようなケアの仕方をする看護師の配慮に気づいた。そして「気持ちいい」体験は、菅原さんがしてほしいことと、看護師がしようとしていることが互いにわかっているようななじんだ関係、つまりは〈お互いに気心知れた、ある意味の信頼関係がある〉ことに思い至ったのだった。

　以上より、「気持ちいい」を語りながら、看護師の存在や配慮に気づくことで、看護師とのつながりをも気づく体験につながっていたと考えた。

■■■ 3 【自身のものの見かた・感じ方の更新】

　樋口さんは、2日目のインタビューの洗髪の際の「生き返った」や「気持ちいい」状況について、自分の視界が「何にもなくなっちゃった感じ」を体験した。語っていくうちに、〈死にたいっていうのが、ちょっとわかっちゃったらまずいな〉というように、自身の「死」につながっていった。「気持ちいい」を通して、樋口さんは自身と他の境がなくなるという、いわば「なくなる」事象と重なり合った。そのことは、後日の「もう、変なこと言うと、自分の不自由さ忘れて、なんか、楽になっちゃうのね。恐ろしい。溺れちゃまずい。はーっ。早く治さないとって思わないと。そういうのよくなっちゃって」との語りにもあるように、「気持ちいい」を語っていくうちに、その「気持ちいい」自体が「楽」であり、「楽」な状態に浸り続け溺れてしまうこと自体、恐ろしいこと、つまり「死」を意味することを薄々感じながらも、一方で、病いを治すということがどうでもよいと感じるほど「気持ちいい」体験をしていたことからもうかがえる。一見「気持ちいい」と「死」とは関係のない事象のようにも考えられるが、病いのある状況における患者が「気持ちいい」にとどまり、溺れることは、自身の「死」と紙一重のつながりにあるといってよいであろう。

　そのような気持ちの揺らぎを語った樋口さんは、2日目のインタビューにおいて、〈自分で勝手に「いい気持ち」とか言うんじゃない〉ことを話してくれた。こ

の語りから、「いい気持ち」も「幸せ」と同様に、自分自身が勝手に1人で「気持ちいい」と感じているのではなく、自身がそれを感じるような経験をする際には、看護師が存在し、「気持ちいい」状態になれるように配慮してくれていることに、語りながら思い至ったのだった。

　そして、3日目のインタビューにおいて、「今こうやっていろんな人の手厚い看護を受けて、こういうことを体験させてもらった」と語り、「気持ちいい」を感じられるような体験は、自身にとって「手厚い看護」によって支えられていたことに気づいた。それまでの樋口さんは、何事にも「当たり前」といったようなとらえ方や、自身のおかれた状況に対して、「何で自分がこんなになっちゃったのか」、「恨みつらみがあった」、「自分がいちばん不幸」というようなとらえ方をしていたが、「それまで気がつかなかったというか。人の良さとかね、必ず裏表あるんだけど、いつも一方的にしかみてなかったこともあったなと思って」と、自分自身を振り返った。つまり、「目をつぶるような気持ちいい」体験を語ることを通じて、いろいろなことについて、以前は、当たり前や単なる良しというとらえ方をしていたり、よいことを一方からしかみない見かたをしていたが、今では、よいことにもその裏があるような見かた、とらえ方をするようになった自身に気づいたのであった。

　さらに、物事には裏表がある、という気づきは、今までのインタビューの中で何度となく登場した「温かい」を経験として押し上げ、同時にその意味を更新させていった。「あの、温かみね、温かみの裏は寒いわけでしょう」と、温かみを「表」とすると「裏」は寒いと言い、また、「温めるって、熱取ることなんだなと思って」と語った。このように、「気持ちいい」を語っていくうちに、自身の見かたを振り返る契機を与えられることで、最後に物事には「裏表の見かた」があることに気づき、ものの見かたの更新を伴う体験がみられた。

　有馬さんのインタビュー2日目のシャワーのケアに伴う「気持ちいい」場面における〈本当に、ここにいてよかった〉では、有馬さんは当初、「こんな生活、嫌だな」、「食べたら下から出る、そういう関係で命を長らえている」、「もう本当にね、人間おしまいよ、こうなっちゃ。半植物人間だもん」と語っていた。しかし、ケアに伴う「気持ちいい」を語るうちに、入院生活は嫌なことだけではなく、

腹いっぱい食べることができたような満足感のある「気持ちいい」や、「全部流される」ような「気持ちいい」体験をしていたことに気づき、「あの、本当に、ここにいてよかったなっていう、気持ちがするの。ただ入院したんじゃなくて、入院してこういうことがあった、よかったなって」と話してくれた。このことから、入院生活は嫌なことばかりではなく、「気持ちいい」体験もしていること、そしてそれらは単なる感情的な「気持ちいい」ではなく、自身の存在自体に触れる体験でもあることに気づいた、といってよいだろう。

　4日目のシャワーにおける〈ちょっとずつ違うそれぞれの世界〉では、同じようにみえるケアにも、1つとして同じものはなく、それぞれ看護師によってやり方が違う「世界」が、病室空間において体験されていた。はじめは「楽がいい」、「全部やってくれるからいい」と自分中心の見かたで語っていたが、語るうちに、その人によって「やり方が違う」というように、その時々にはその時々における看護師のケアの世界があるといった感じ方・とらえ方の更新を伴う体験がみられた。

　そして、同日に語られた〈やってもらっている私は1つの人間〉では、「気持ちいい」ケアは2人の世界を成り立たせ、ケアの受け手がケアを行う看護師の感覚を感じられるといった、どちらがどちらなのか区別がなくなるような世界、つまりは、一方が他方の中へと入り込むような共存関係の世界でもあることに気づいた。それが、いったん「気持ちいい」世界から離れると、自由に動くことのできない現実の自分自身に向き合わざるをえず、先ほどまで、まるで一体化していたかのような看護師の姿はどこかに押しやられ、看護師のその声かけに「言われるまま」従う者、という関係を一過性に体験していた。しかし、自身にとっての楽な体勢である寝た状態、つまりは「気持ちいい」状態になると、潜在的に潜んでいた「私」、つまり1人の人間としての自分自身が立ち現れ、有馬さんは日常を取り戻すのであった。

　以上のことから、有馬さんは自身の「気持ちいい」体験を語っていくうちに、看護師との関係でケアをとらえたり、入院生活あるいは日常の中の自身を全体性の中でとらえる、というふうに見かたを更新させていった、といってよいであろう。

3 看護場面に生かすために

■■■ 1　個々の患者の状況に応じたケアを共に創り出す

これまでの記述から、看護師が単なる行為としてケアを実施するだけでなく、ケアを実施する前から、そしてケアの実施中も、以下に示すような細やかな配慮を行うことで、患者は「気持ちいい」体験をしていることがみえてきた。

①その日の患者の状態を見極める。

②患者の好みをできるだけ取り入れたケアの方法を考える。

③その日の患者の活動状況（リハビリなどのスケジュール）を踏まえ、患者への負担が少ない時間帯での実施を模索する。

④看護師自身の任務の状況から、余裕をもってケアを行える時間はいつかを考える。

⑤最終的に、患者との対話を通して、共にケアの内容を決定する。

⑥適宜、患者に「できそうかどうか」の声かけ等を行う。

⑦患者が「楽」、「大丈夫」な状態を感じられているかを確認しつつ、行う。

⑧これから実施する方法を先取りして、声をかけつつ、行う。

看護場面においては、上記のようなケア実践の姿勢を養うことが大切であると考える。

■■■ 2　患者の「気持ちいい」を求める声に積極的に耳を傾け、対話を試みる

本研究では、患者からケア中に思わず漏れ出た「気持ちいい」、または患者の「気持ちよさそう」な感じがありありと伝わった際に、その感じと状況も含めて患者に語っていただいた。私が患者との対話の中で大切にした姿勢は、患者がどのような「地」を通して状況をとらえているのか、その中でどのような「気持ちいい」を体験しているか、であった。

そのため、そのときは一見、関係してないように思える対話内容でも、患者の世界に耳を傾け、ときどき言葉に詰まる患者の思いに寄り添い、時に患者から語られる言葉に同調し、時に「もっと詳しく教えてほしい」と伝え、時にいっしょ

Ⅲ…患者の語りからみえてきたこと

になって対話を楽しんだ。そのような対話をすることで、語りの随所に、その人がどのような「地」を通じて「気持ちいい」を体験しているかについての重要な示唆があることを実感した。

結果として、看護師は患者の「気持ちいい」体験の語りに耳を傾けることで、患者は「気持ちいい」を語ることによって、以下のような体験へとつながっていく可能性があることがわかった。

①「気持ちいい」を語ることは、その人の「生きている」や「幸せ」の実感を伴う体験となる。

②それまで自身に関心が向いていた状況から、語っていくうちに、「気持ちいい」は1人で体験するのではないことや、看護師（他者）が「ちゃんとやってくれている」、「おそらく温かさが残るように」と配慮してくれていることに気づく。つまり、「気持ちいい」体験は他者によって支えられていることへの気づきにつながる。

③「気持ちいい」状況と、そうでない状況等を合わせて語っていくうちに、自身のものの見かた・感じ方が更新していく。

このように、日頃のケアで、患者の「気持ちいい」を求める声に積極的に耳を傾け、患者に語っていただく（語り合う）ことで、時として、患者の生活において質的な豊かさを感じられる体験につながる可能性がある。

一方、看護師側からしても、そうした対話をすることで、その患者が感じていることを看護師も感じる体験をする。また、患者自身が気づいたり、見かたや感じ方が更新される姿に触れることで、かかわる看護師自身も様々なことに気づいたり、患者の見かたを更新したりすることにより、ケアに深みと広がりをみせることにつながる可能性がある。

ゆえに、看護場面において、患者の求める声に耳を傾ける姿勢や、対話の基礎的態度、洞察的態度を養うことが大切であると考える。

▰▰▰ 3　研究の限界と今後の課題

本研究において記述した研究参加者（患者）は3人である。3人の記述において、いくつかの類似したテーマが抽出されたが、語られた患者は皆、入院生

活を送っている状況であったこと、そして年齢が高かったこと、温かさのケアを介在とした場面であったこと、また、原疾患や既往歴から、短期間ではない身体の不自由さやつらさをもっていたことが共通しており、その状況におけるデータからの結果であった。

それゆえ、在宅でのケアの場や年齢の若い患者、身体の不自由さやつらさが短期間の限られた状況下におけるケア場面において、今回のような語りが得られるとは限らない。

よって、今後は、ケアの場や年齢層、病いの状況等を変えることで、また新たな知見が得られる可能性がある。

〈引用文献〉

1）Merleau-Ponty, M.（滝浦静雄, 木田 元訳）：見えるものと見えないもの―付・研究ノート, p.198, みすず書房, 1989.
Le Visible et l'Invisible suivi de Notes de travail, Gallimard, 1964.

2）Merleau-Ponty, M.（滝浦静雄, 木田元訳）：眼と精神, p.189, みすず書房, 1966.
L'Œil et l'Esprit, Gallimard, 1964.

3）Merleau-Ponty, M.（竹内芳郎, 小木貞考訳）：知覚の現象学1, p.172, みすず書房, 1967.
Phénoménologie de la Perception, Gallimard, 1945.

4）滝浦静雄：手の現象学, 看護技術, 23（11）：114-122, 1977.

〈参考文献〉

1）鷲田清一：メルロ＝ポンティ―可逆性, 現代思想の冒険者たちSelect, 講談社, 2003.

2）Merleau-Ponty, M.（竹内芳郎ほか訳）：知覚の現象学2, みすず書房, 1974.
Phénoménologie de la Perception, Gallimard, 1945.

3）池川清子：看護―生きられる世界の実践知, ゆみる出版, 2006.

4）川島みどり編：触れる・癒やす・あいだをつなぐ手―TE-ARTE学入門, 看護の科学社, 2011.

5）西村ユミ：語りかける身体―看護ケアの現象学, ゆみる出版, 2001.

6）西村ユミ：交流する身体―「ケア」を捉えなおす, 日本放送出版協会, 2007.

7）坂部 恵：「ふれる」ことの哲学―人称的世界とその根底, 岩波書店, 1983.

8）佐藤登美, 西村ユミ編著："生きるからだ"に向き合う―身体論的看護の試み, へるす出版, 2014.

9）髙﨑絹子：看護援助の現象学, 医学書院, 1993.

解説
「このひと」の「気持ちいい」のために

杉本 隆久（哲学・倫理学）

　本書は、患者の「気持ちいい」という感情がいかにして生起するかを丹念に記述し、解明した著者自身による現象学的研究の成果を、平易な文体に改めて著作化したものである。本書をお読みいただければわかるように、研究に協力した3人の患者たちが「気持ちいい」という言葉を発する具体的な場面や状況は実に様々であったが、島田氏による並々ならぬ努力と独自の現象学的アプローチによって、患者の「気持ちいい」が生起する条件は見事に、いわばかなりの程度まで明らかにされた——あるいはとらえ直された——といえよう。その成果は、「Ⅲ　患者の語りからみえてきたこと」の中で、「1　ちょうどいい温かみを感じられる」、「2　楽あるいは大丈夫を感じられる」、「3　看護師の配慮や心遣いを感じられる」、「4　自分の身体・看護師・時間や空間の境界・隔たりがなくなる」、「5　背後にあるつらさや制約、不確かさから、いっとき放たれる」といった5つの条件として整理されている。

　おそらく、この5つの条件は3人の協力者のみならず、今後、他の多くの患者に対しても「気持ちいい」という感情を誘起するのに有効な指針となりうることであろう。とはいえ、この5つの条件はいまだ個別具体的すぎると思われる節があるかもしれない。あるいは、3人の協力者に類似した状況の患者にのみ適合するような条件にも思われるため、まったく異なった——習慣や好みといった傾向性を含む——身体状況や病状にある患者に対しては無効であり、結局のところそうした異他なる患者の当事者性を無視することにもなりかねないことが懸念されよう。実際に、例えば「冷たさ」に「気持ちいい」を感じる赤道直下の熱帯地域で生まれ育った患者では「ちょうどいい温かみ」を気持ち悪く感じることもあるだろうし、「孤独」を好む患者なら「看護師の配慮や心遣い」を煩わしく不快に思うこともあるだろう。

　いずれにしても配慮すべきは患者一般ではなく各々の患者の多様性であり、看護師が対面する「このひと」の特異性である。したがって、それぞれの患者の特異

性に応答するためには、患者一般を前提にした上での個々の患者——本書でいえば、肺炎・糖尿病「患者」の1人である樋口さん、胃潰瘍の「患者」の1人である有馬さん、肺臓炎「患者」の1人である菅原さん——から導出されたあらゆる患者に共通の条件——即ち、同一性を前提にした差異における共通するもの——を模索するのではなく、異他なる特異なそれぞれの「このひと」に共通していわれるもの——即ち、同一性を前提としない差異における共通のもの——を解明するのでなくてはならないであろう。そして、そこで得られた共通なものを頼りにすることではじめて、看護師は「このひと」と向き合え——つまり、その人にのみ応じた特異な看護ができ——、「このひと」に固有の「気持ちいい」を誘起できるのではないだろうか。

　ところで、言うまでもなくメルロ＝ポンティが記述した感情的価値を含む知覚[*1]——即ち、「気持ちいい」という感情に刺激する知覚——もまた、こうした様々に異なった特異な実存に共通するものであるといえる。では、メルロ＝ポンティの知覚経験の記述から、私たちは「気持ちいい」という感情の生起についてどのように考えることができるだろうか。それは、以下の2点にまとめることができるだろう。

　　①コミュニケーションによって明らかになる、「このひと」が「気持ちいい」と感じる「もの・こと」——コミュニケーションとしての知覚
　　②〈「このひと」の「気持ちいい」を誘起するために整えられた「地」〉と〈経験される「図」としての「このひと」にとっての「気持ちよさ」〉——「図」と「地」の構造

　「気持ちいい」という感情がいかにして生起するかについて、この2点をもとに島田氏の考察をとらえ直してみよう。

●コミュニケーションとしての知覚

　言うまでもなく、何を「気持ちいい」と感じるかは人それぞれであるが、それぞれの人の「気持ちいい」はコミュニケーションによって明らかになるといえる。しかし、コミュニケーションといっても、私たちが普段使用している意味でのコミュニケーションではない。メルロ＝ポンティが「いかなる知覚もコミュニケーションあるいはコミュニオン（communion：共に一致すること）である」（p.370/p.523）[*2]というように、「もの・こと」を知覚することはそれ自体が他なるものとのコミュニケーションなのである。そしてこのコミュニケーションを通じて、はじめて私たちの感情が生起す

る。例えば、看護師から手渡されたばかりのまだ温かいタオルに樋口さんが「気持ちいい」と感じたように、それぞれの人が何を「気持ちいい」と感じ、何を「気持ち悪い」と感じるのかが明らかになるということである。

　だが、同じ「もの・こと」の刺激がすべての人に同じ結果をもたらすわけではないのは、どうしてだろうか。それは、それぞれの人の身体が異なるからである。身体の本性とでもいうべき習慣性や傾向性——つまり、必要性や欲望、選好や生理的欲求など——が異なるために、それぞれの「気持ちいい」も異なるのである。いわば、私は私の身体の本性によって「気持ちいい」と感じることができる「もの・こと」を——即ち、「もの・こと」の本性と身体の本性が一致するものを——「気持ちいい」と感じるのである。このように「気持ちいい」を感じることとは、自らの身体の本性と「もの・こと」の本性とが文字通り「共に一致すること」なのである。

● 図と地の構造

　したがって、本書における島田氏の問いに対して、「気持ちいい」という感情は、自身に固有の身体が「気持ちいい」と感じることのできる「もの・こと」に出会っ

❖1——基本的なことではあるが、感覚と感情は異なることに注意しなければならない。例えば、「温かい」タオルが肌に触れたとき、そのタオルを「温かい」と感じるのは感覚であり、その感覚に伴って生起する「気持ちいい」は感情である。しかし、メルロ゠ポンティはこうした感覚と感情を厳密に区別することはできず、見たり触れたりするといった感覚はすでにある感情に刺激されていると記述している。例えば、真夏の太陽の下での「暑い」という感覚は、ある者にとっては「心地よく」、またある者にとっては「不快」でもあるが、各人の知覚は、すでにそのような感情的価値をもったものとして知覚されているということである。こうした感情の生起は、後述するように、その人の身体の習慣性および傾向性と「もの・こと」とのコミュニケーションに起因するということができるだろう。

❖2——メルロ゠ポンティの『知覚の現象学』(Maurice Merleau-Ponty, Phénoménologie de la Perception, Gallimard, 1945)からの引用は、基本的に中島盛夫訳『知覚の現象学』(法政大学出版局, 1982)の訳文に従う。ただし、必要がある場合は、変更を加えている。引用箇所については、(　)内に「原書のページ数/翻訳書のページ数」を指示する。

❖3——「つまり私は、存在との共通本性(connaturalité)のおかげで、存在の若干の相に、構成作用による意味付与を私自身行わずともひとつの意味を見いだすことができるということである」(p.251/p.356)。とはいえ、事物の存在の本性は私の知覚に先立って成立しているわけではない。私の知覚が事物の内に共通の本性を創造的に見出すのであり、同時にその事物にある意味・価値を付与する知覚経験を通じて私の身体の本性も明らかになる。つまり、本稿の例でいえば、私にとって何が「気持ちいい」のかの条件ともいえる価値基準も創造的に見出されるのである。

たときにはじめて——より厳密に言うならば、自らの身体の本性と「もの・こと」の本性とが「共に一致すること」を条件として——生起すると応答できるだろう。[*4]

とはいえ、おそらく樋口さんがいついかなる時でも温かいタオルを「気持ちいい」と感じるわけではないことは想像に難くない。いささか極端な例ではあるが、真夏の炎天下で「火照った身体」であるなら、たとえ同じ温かいタオルであったとしても気持ち悪く感じることもあろう。[*5]もちろん、同じ刺激が同様の結果をもたらさない理由として、1つには様々な「もの・こと」と出会うことによって身体の本性に変形——新たなる制度化・習慣化——がもたらされるからに他ならないということも考えられるが、理由はそれだけではない。上記の極端な例の場合では、差し出されたタオルの背景、つまり「地」が異なっていることが異なる感情を生起する原因であると考えられる。たとえ客観的には同じ温度のタオルであったとしても、それを取り巻く背景が異なれば、そのタオルの意味とそれがもたらす感情は異なるということである。

知覚される「もの・こと」は、「1個のゲシュタルト（形態）」であって背景から切り離された単純で要素的な「1個の個体」ではない。それは地を伴った「図」として知覚され、図としての「もの・こと」の意味は地との関係において規定される。この図と地の構造は、ルビンの壺[*6]のような単純なだまし絵の知覚から高度な認識に至るまで、人間の知覚経験すべてに共通して認めることができるものである。例えば、客観的にはまったく同じ献立の料理が2つあるとして、1つは誰もいないコンクリートの壁に囲まれた地下室の寒々とした蛍光灯の明かりに照らされた無機質な机の上に置かれており、もう1つは恋人と訪れた夜景の見えるレストランの瀟洒なテーブルの上に置かれているとき、どちらも同じように「おいしそう」に見えるだろうか。たいていの人は、おそらく後者を「おいしそう」だと感じるのではないだろうか。こうした例からも、図の意味は地との関係において規定されるということ、つまり地が異なれば図の意味も異なるということは容易に理解できるだろう。こうしたことは同様に、看護の場面でも認めることができる。

ところで、これらのことを踏まえたうえで島田氏の「考察」をとらえ直すならば、島田氏が指摘した看護師の配慮やケアの仕方、さらには患者の身体状況や病状、そのつらさや制約といったもの——即ち、5つの条件のうち、第4の条件を除いた4つの条件[*7]——は、すべて特異な「このひと」の「気持ちいい」が生起するた

めの地として機能していると考えることができるだろう。それゆえ、こうした背景の
1つでも欠如してしまったら——あるいは反対に、別の何かが加わってしまったら
——、「このひと」は「気持ちいい」と感じなくなってしまうこともあるといえるので
ある。

　したがって、多様な「このひと」の「気持ちいい」を実現したいのであるなら、看
護師は状況や文脈をも含めた背景としての地を調整するのでなくてはならない。
つまりは、当然のことながら「このひと」の身体状況や病状などにあった配慮やケ
アの仕方を実践するのでなければならない。そして、もし調整が首尾よくなされ、
地を伴った図としての「もの・こと」の本性とその人に固有な身体の本性とが「共に
一致」したならば、そのとき、その人の「気持ちいい」は必ずや生起することにな
るであろう。そのために必要なことは、おそらく本書の読者である「あなた」という
「このひと」が、あなたの眼の前で苦しむ「このひと」と出会い、コミュニケーショ
ンするよりほかはないであろう。そして、あなたが出会った「このひと」のことを、
あなたにしかできない仕方で理解することができたならば、おそらく地の調整も
容易なこととなるのではないだろうか。だが、常套句として言われもするように、
言葉で言うのはそれこそ容易だ。だから、ここからは読者である「あなた」に任せ

❖4──もちろん、出会う以前にその人の「気持ちいい」は明らかではないため、この出会い
は創造的な経験であるということになろう。

❖5──こうしたことは、島田氏が提起した「1 ちょうどいい温かみを感じられる」の条件以外
の3つの条件、即ち、「2 楽あるいは大丈夫を感じられる」、「3 看護師の配慮や心遣いを
感じられる」、「5 背後にあるつらさや制約、不確かさから、いっとき放たれる」といった条
件においても同様に指摘できることであろう。

❖6──デンマークの心理学者エドガー・ルビンが考案しただまし絵の一種。背景に黒地を
用いた白地の図形で、見かたによって、向き合った2人の横顔にも大型の白い壺にも見える。

❖7──なお、5つの条件のうちの第4の条件に関する考察（❶共に「気持ちいい」を感じる」
は、厳密にいえば「このひと」の「気持ちいい」の生起に直接関係するものではなく、「この
ひと」の「気持ちいい」の理解、即ち他者了解についての間身体性に関する考察である。また
島田氏は第4の条件に関する考察（❸生きられる時空の広がり」の中で、「時空の境界・
隔たりはなくなり、身体とお湯が浸透し、境界がなくなる」と書いているが、メルロ＝ポンティ
の現象学にとって重要なのはむしろ「境界」であり、「隔たり」である。つまり、隔たりがある
からこそ交流も、そして「もの・こと」と「共に一致すること」も実現されるのである。したがっ
て、重要なのは混同でも相互浸透（ベルグソン）でもなく、交流と共存を成立させる差異と
隔たりなのである。

るしかない。いずれにしても、「このひと」の「気持ちいい」を実現できるかどうかは、「あなた」にかかっているのだから。

　最後となるが、「Ⅲ 患者の語りからみえてきたこと」の中で著者自身が書いているように、患者は「『気持ちいい』を語ることで、時に『幸せ』や『生きている』といった感情」を抱くことがあるというが、「気持ちいい」を語ることは、確かに「このひと」自身の1つの生を肯定することであるだろう。つまり「気持ちいい」を語ることは、「このひと」が「このひと」らしく生きることを現実化する、1つの方法だといえるのである。

Appendix［付記］

Ⅰ…文献の探求

Ⅱ…方法論の探求

Ⅲ…研究の具体的な方法

ここには本書の元となった博士論文の研究方法に関する概略を収載しました。
博士論文全体の閲覧に関してはp.6をご参照ください。

I 文献の探求

A 「気持ちいい」に関する文献の検討

■■■■ 1 辞典での「気持ちいい」の意味

はじめに、「気持ちいい」が一般的にどのような意味で用いられているか、また、類似する用語は何か、使用上の留意点は何かを明確にすることを目的として、辞典を用いて検討した。

複数の国語事典[1-3]を調べた結果、「気持ちいい」は、

① 「いい」という語を含むことから、同時に「悪い」という言葉と暗黙裡の対立項をつくり、ある基準より質的に勝っているものと、そうでないものとして、そのつどの二元的な分節を表示する「いい(よい)」の意味を含む可能性がある

② 「心持ち(が)いい」、「心地いい」と同等な意味をもつものとして用いる可能性が高いが、「気分(が)いい」に関しては、広く漠然とした感じや雰囲気の表現にも及ぶ、とされていることから、異なる可能性がある

③ 「感じ」、「思い」、「快・不快などの感覚」を含む可能性がある、ことがわかった。

■■■■ 2 医療の場における「気持ちいい」の文献検討と概念分析

医療の場においては、どのような視点で「気持ちいい」の研究がなされてきたのか、また、どのような状況において「気持ちいい」が主題となってくるのかを明らかにするため、文献検討を行った。さらに、「気持ちいい」の研究の成果を統合することで概念規定ができるのか否かを試みることを目的として、ロジャース(Rodgers, B.L.)[4]の概念分析の方法を用いて「気持ちいい」の概念分析を行った。

1■国内の文献検討

医学中央雑誌Web版を利用し、1997 〜 2012年の期間でキーワード「気持ちいい」、「気持ちよい」、「気持ちがいい」、「気持ちよさ」を検索した結果、それぞれ64文献、20文献、16文献、24文献の合計124文献が該当した。そのうち本文中に「気持ちいい」が用いられていた28文献、3文献、4文献、4文献の合計39文献を分析の対象とした。

その結果、「気持ちいい」は特定の疾患において主題化されるものではないことが明らかにされ、このことから、ある疾病との関係の中で「気持ちいい」を検討するよりも、ある状況において「気持ちいい」は主題となることが確認された。

また、「気持ちいい」はこの10数年間、ケアの結果や効果として扱われてきた。また、看護師のケアの提供に対して、それを受ける人という視点でとらえられてきたため、今までの研究の方向からでは患者の「気持ちいい」の事象はみえてこず、患者の「気持ちいい」の事象の在りようを探求していくためには、新たな視点で研究していくことが必要であると考えた。

2 「気持ちいい」の概念分析結果

「気持ちいい」の研究の成果を統合することで概念規定をすることを目的とし、ロジャース[4]の方法[図1]を用いて「気持ちいい」の概念分析を行った。

a. 先行要件

「気持ちいい」の先行要件は以下の4つであった。

❶疲労・苦痛

「病を得てつらい思いをし、さらに検査や治療で心身ともにしんどい患者」[5]や「軽減しないしびれを有する患者」[6]では〈苦痛〉がある状況であり、「出産という大仕事を終え十分休む暇も無く、慣れない育児の開始で、心身共に疲労が蓄積する」[7]という患者

①関心のある概念を明らかにする
②どの分野で概念分析するのが適切なのか明らかにし、分野を選択する
③データ収集を行う
 a…その概念の特徴は何か
 b…その概念は、それぞれの学問でどのように使われているのか?
  また、さまざまな社会・文化でどのように使われているのか?
  現時点ではどのように使われているのか? など
④概念分析をする
⑤もしも可能であればその概念の典型的な例を示す
⑥さらに概念分析するために、その概念が意味するところや
 仮説として考えられることを明らかにする

[図1]ロジャースの概念分析の方法
(片岡弥生子ほか:看護現象に迫ろう! "悲嘆"の概念分析—Rodgersの概念分析を使って,
Nursing Today, 17 (11):60, 2002)

は、〈疲労〉状態にあった。

❷緊張・不安

「緊張や不安が強いため人間関係を築くことや対人関係を身につけることができなくなっている患者」[8]、「緊張したり恐怖を感じたりする」産婦[9]、「対象者の精神状態は幻覚や妄想も残りつつ、陰性症状が強く、不安など日常生活に影響する精神症状もある程度残っている状態」[10]という患者は、〈緊張・不安〉がある状態にあった。

❸身体動作・感覚の困難

「手指に麻痺がある、痺れ、巧緻動作が困難」[11]、「心の病においては身体が自分と一体であることを自覚できなくなる『感覚異常』がある」、「身体感覚が乏しいA氏にとって、身体の感覚を実感することは、困難であると感じた」、「A氏は身体の感じ方について『何も感じない』『……（無言）』『いまいち』などと話し、自身の身体の感じ方や心地よさを実感することは難しかった」[8]という患者は、〈身体動作・感覚の困難〉状況にあった。

❹欲求の制限

「運動障害のため身体の自由が利かなくなった」[6]、「手術後フィラデルカラーやソフトカラーの装着期間が2〜3ヶ月必要となる」[12]、「尿失禁でおむつ着用がさけられない、（身体の）可動性が非常に限られている、または、やや限られている」[13]という患者は、清潔への欲求、身体の自由への欲求といった〈欲求の制限〉がある状況にあった。

b. 属性

「気持ちいい」の属性は以下の2つであった。

❶そのつどの「いい」状態、感覚、感触

身体を動かすという臨床動作法において「セッションを重ねるに従い、『気持ちいい』『すーっとする』『身体の重さがなくなった』『足がしっかりついているような感じがする』といった言葉も聞かれるようになった」[8]、手浴開始直後、「湯に腕を入れた瞬間と洗い・マッサージを加えたときに『気持ちいい』という声が聞かれた」[14]、入浴において「気持ちいい感覚が増えた」[10]、「ホットタオルのスキンケアは『さっぱりする』『気持ちいい』という意見が聞かれた」[12]、洗髪において「『あー気持ちいいな、さっぱりする』と言葉が聞かれた」[15]、「温罨法でも足浴同様に『あたたかく』、『気持ちいい』感覚を感ずる」[16]、「患者さんが私のケアで『気持ちいい』と笑顔を見せてくれる」[17]、「温罨法や手浴で『気持ちいい』という反応が得られたりした」[6]、「歯がきれいになると気持ちいい」[18]、「自発的に、『気持ちいい』『パンツを履いているみたいや』『涼しい』と訴えあり」[13]、「気持ち

いいとこたえた」[7]という、そのつど現れる「いい」状態、感覚や、褥瘡マットを装着し「やわらかくて気持ちいい」[19]と感想が聞かれた、という「いい」感触など、その状況に応じて、そのつど現れる「いい」状態、感覚、感触を意味していた。

❷他との比較における「いい」

青年への手浴の洗いとマッサージの有無による効果の比較において、「右腕浴と左腕洗い・マッサージとの比較では、左腕洗い・マッサージのほうが『気持ちいい』という人が36名であった」[14]や、身体の動きが限られている患者のラバーシーツの有無とオムツ重ねの有無による効果の比較において「『いつもより気持ちいい』と訴えあり」[13]という、状況・文脈において他との比較において「いい」を意味していた。

c. 帰結

「気持ちいい」の帰結は以下の7つであった。

❶安らぎ

「『ああ、気持ちいい』と言って、安らかに寝入る」[20]、「病を得てつらい思いをし、さらに検査や治療で心身ともにしんどい患者さまの日常においてこの気持ちいいという感覚はひとときの安らぎをもたらしてくれる」[5]から、気持ちいいは〈安らぎ〉をもたらすことを示していた。

❷緩和

「痺れ・痛みの緩和」[11]、「セッション中の表情も柔らかくなり」[8]、「表情をややゆるませる」[21]、「肩の力が抜ける」[20]、「穏やかな表情が得られた」[22]から、〈緩和〉をもたらすことを示していた。

❸満足感

「気持ちいいという被験者の発言から、患者に負担をかけずに満足感を与え、心理的にも安楽なケアであると考えられる」[14]から、気持ちいいは〈満足感〉をもたらすことを示していた。

❹活力・意欲

「顔がほころんで生き生きする」、「生き生きと動き出す」[20]から〈活力〉をもたらし、「自主的に身体を動かす」[8]、「患者は『あー気持ちいい』とため息を漏らし、ケア後にケア前とは全く違う表情を見せ、その人らしさを見せながら回復への意欲を示す」[23]、「前向きな気持ちや笑顔、頑張る気持ち」、「リハビリの意欲がわく」[21]から、「気持ちいい」は回復への〈意欲〉をもたらすことを示していた。

文献の探求

❺身体感覚の取戻し

「身体の重さがなくなった」、「『足がしっかりついているような感じがする』といった言葉も聞かれるようになった」[8]、「手の動きの改善を実感」[11]から、〈身体感覚の取戻し〉をもたらすことを示していた。

❻一体になる

「出産を『気持ちいい』と言った女性の多くは、まず、お産の間の時間の感覚がなくなるようです。自分が宇宙にいるような『一部でいてすべてである』という高揚した気分になり、分娩が終わると、まさに『Top of the world』から世の中を見下ろしているような深い愛に満ちて、恐いものが一切なくなったと言います」[9]という、自己と時間と空間が〈一体になる〉感じをもたらした。

❼関係性の深まり

「患者さんに『気持ちいい』と言われるケアを求めてがんばる」、「患者さんが私のケアで『気持ちいい』と笑顔を見せてくれる。『看護婦さん』じゃなく『松本さん』と呼んでくれる」[17]、「スタッフに身を任せることもみられた」[8]とあり、看護者と患者の〈関係性の深まり〉をもたらした。

d. 他の概念との関連

「気持ちいいという被験者の発言から、患者に負担をかけずに満足感を与え、心理的にも安楽なケアであると考えられる」[14]という、気持ちいいの類似する概念として「安楽」は用いられていた。また、「手浴中に『気持ちいい』、『眠くなる』など快の感情を表す言葉が聞かれた」[14]という、気持ちいいの類似する概念として「快」は用いられていた。また、「ホットタオルのスキンケアは『さっぱりする』『気持ちいい』という意見は聞かれた」[12]、「『あー気持ちいいな、さっぱりする』と言葉が聞かれた」[15]、「患者さんが私のケアで『気持ちいい』と笑顔を見せてくれる」[17]、「温罨法でも足浴同様に『あたたかく』、『気持ちいい』感覚を感ずる」[16]という気持ちいいは、「眠くなる」、「あたたかく」、「笑顔」、「さっぱりする」と共に用いられた。

さらに、「患者が気持ちいいと感じる看護ケアのエビデンスを構築するために"comfort"および"comfort care"の用語を選択し概念分析」[24]した、とあり、気持ちいいを代替えする概念として「comfort」が用いられた。

以上より、「気持ちいい」の先行要件は、〈疲労・苦痛〉〈緊張・不安〉〈身体動作・感覚

の困難〉〈欲求の制限〉であり、属性は、〈そのつどの「いい」状態、感覚、感触〉〈他との比較における「いい」〉であり、帰結は〈安らぎ〉〈緩和〉〈満足感〉〈活力・意欲〉〈身体感覚の取戻し〉〈一体になる〉〈関係性の深まり〉が抽出された。

e. 考察

　患者の「気持ちいい」は、ケアの場における〈疲労・苦痛〉〈緊張・不安〉〈身体動作・感覚の困難〉〈欲求の制限〉という病いと共に在る状況と切り離しては探求ができないことが示された。

　さらに、「気持ちいい」の属性は、〈そのつどの「いい」状態、感覚、感触〉〈他との比較における「いい」〉と抽出され、“他との比較”や“そのつど”という意味から、“その状況”“その文脈”において患者本人が「感覚・感触」、「いい」ということを、直接的に体験するようにしか規定することのできない概念の性質をもつものであり、経験的な概念あるいは日常言語として用いられる用語であると考えられた。

■■■ 3　本研究への示唆

　文献検討の結果より、「気持ちいい」はこの10数年間、ケアの結果や効果として位置づけられてきた。さらに、患者は、看護師のケアの提供に対して、それを受ける人という視点でとらえられてきた。「気持ちいい」を研究のテーマとすること自体が患者の「よりよい」を目指していると考えられるが、その視点は、「ケアの受け手」という見かたにおいてなされていた。よって、今までの研究の方向からでは、患者の「気持ちいい」の在りようはみえてこないため、新たな視点で探求していくことが必要である。

　また、「気持ちいい」は特定の疾患において主題化されるものではなく、〈疲労や苦痛がある〉〈緊張や不安がある〉〈身体の感じを実感するのが困難〉〈欲求が制限されている〉といった病いの状況と切り離して探求することができないものであった。

　「気持ちいい」は、“その状況”“その文脈”において患者本人が「感覚・感触」「いい」ということを直接的に体験するようにしか規定することのできない特徴をもつものであるため、患者当人の体験から探求する必要があると考えた。今まで、学術集会のメインテーマにあげられるほど慣れ親しみ、重要であると感じていた言葉ではあるが、明確に説明することができないようなものとして、一人ひとりの看護師のその感触において了解されてきた現象なのではないかと考える。

　気持ちいいで病棟が満ちることは看護師の願いでもある[5]ということから、気持ちいい

は医療の場において「願う」という言葉を用いるほど、得がたい大切なものであると考えられ、それゆえ、その現象がケアの場において、「そのつど」どのように立ち現れてくるかが問われる意義があると考えた。

B 「気持ちいい」の類似概念としての「快」の検討

「気持ちいい」の辞典的意味において「快」が含まれていたこと、および「気持ちいい」の概念分析の結果、類似する概念として「快」があげられたため、「気持ちいい」との接点を探るため、一般的な辞典[25]からの意味内容、および心理学の書籍[26-29]、看護学の定義[30,31]、医療を中心とした文献[32-35]により検討を行った。

その結果、「快」を表示する具体的な言葉として「気持ちがよい」が位置づけられており、「快」は、「病い」、「苦」と切り離すことができないこと、さらに、「活動原理」、「身体過程」、「興奮状態の分化」としてもとらえられていた。

また、「心地よさを知覚する」ことによって得られる基本的感情が「快」であり、「心地よい」、「気持ちよい」、「気持ちよさ」は快よりも具体的な「感覚」、「表現」、「状態」を示すものであった。

C 「気持ちいい」の類似概念としての「comfort」の検討

「気持ちいい」の概念分析の結果、代替する概念として「comfort」があげられたため、「気持ちいい」との接点を探るため、「comfort」の意味論的分析[36]、comfort理論[37]における定義との比較により検討を行った。

「comfort」の意味論的分析結果から、「気持ちいい」はcomfortの概念が生じる"きっかけ"の一部としての経験的な概念であることが示された。しかしながら、現時点において、「気持ちいい」を契機としてどのようにcomfortが生じてくるのか、また、患者の「気持ちいい」はcomfort理論の構成要素の「強められている」という意味合いで構成されているのかは、問いの余地があると考えた。

D 「気持ちいい」の類似概念としての「安楽」の検討

「気持ちいい」の文献検討の結果、類似する概念として「安楽」があげられたため、

「安楽」の学術用語としての定義[30]を確認し、「安楽」の概念分析、および「安楽」の「概念」、「定義」に関する文献検討[4, 31, 38-44]を行い、「気持ちいい」との接点を探った。

　実践場面における看護師へのインタビューから抽出された定義において、「気持ちいい」は「安楽」という抽象的な概念の構成要素の一部であり、ケアの質にとって重要な位置づけを担う経験的な概念、あるいは日常言語であることが明らかとなった。

　今まで「安楽」は、その多くは、看護行為を行う場合の目指す方向性、目標や目的、条件を示すことや、「苦痛・不安」がない状態から「よりよい」方向を目指す段階的な状態を示すこと、また、看護職者は、「安楽」を妨げている要因を見出して、それを「取り除いたり」、積極的に安楽を「つくり出す」よう看護する、といった視点からとらえられてきた。よって、「安楽」の構成要素である「気持ちいい」に関して、患者の体験に基づいて探求することは、「安楽」の概念に患者の体験という視点を織り込むことにつながり、さらに実践に根差した「安楽」の知へと発展する可能性をも秘めていると考えられる。

　以上の文献検討により、患者の「気持ちいい」体験を探求することは意義があると考えた。

〈引用文献〉

1)┄┄松村 明編：大辞林 第三版, p.626, 三省堂, 2006.

2)┄┄松井栄一編：小学館日本語新辞典, p.423, 小学館, 2005.

3)┄┄松村 明監修：大辞泉, p.665, 小学館, 1995.

4)┄┄Rodgers, B.L.: Concept analysis, an evolutionary view. *In* Concept Development in Nursing: Foundations, Techniques, and Applications(Rodgers, B.L., Knafl, K.A. eds.), 2nd ed., p.77-102, W.B. Saunders, 2000.

5)┄┄櫻井利江：「あぁ, 気持ちいい」が満ちる病棟, Nursing Today, 22(2):17, 2007.

6)┄┄小倉永子ほか：軽減しないしびれへの看護介入を考える―ギラン・バレー症候群患者の看護満足度調査から, 聖隷浜松病院医学雑誌, 3(2):25-27, 2003.

7)┄┄森本眞寿代ほか：産褥期にリフレクソロジーを導入してみて―施行後褥婦の反応からの一考察, 佐賀母性衛生学会雑誌, 10(1):51-54, 2007.

8)┄┄岡浦真心子, 岡崎厚子：うつ状態回復期患者における臨床動作法の効果, 日本看護学会論文集 精神看護, 37:9-11, 2006.

9)┄┄髙橋有希, 中根直子：出産準備教室Knowledge編―出産に向けて, "チョー気持ちいい！"お産って？ 新しいKnow-Howを学ぶ これからの出産準備教室―妊婦に寄り添う「参加型」クラスのすすめかた, ペリネイタルケア, 2005夏季増刊:175-177, 2005.

10)┄┄池田百合江ほか：精神科療養病棟における個人衛生に関するセルフケアを向上させるための取り組み―温泉入浴剤を用いた入浴への働きかけと効果, 日本看護学会論文集 精神看護, 35:229-231, 2004.

11)┄┄矢野理香ほか：脳血管障害患者における手浴―7事例の検討を通して, 日本看護技術学会誌, 8(3):101-108, 2009.

12)┄┄佐山恵子ほか：カラー装着している患者のスキンケア爽快感を得るために, 黒石病院医誌, 11(1):23-25, 2005.

13)┄┄山根幸恵ほか：画一的なケアになっていませんか？ 気持ちよいおむつ着用を考えて―おむつ内温湿度からの一考察, 臨床老年看護, 6(1):74-80, 1998.

14)┄┄大場有紀子ほか：手浴が青年の心身へ及ぼす影響, 看護技術, 52(11):990-995, 2006.

15)┄┄原 久代ほか：術後患者への洗髪と意欲の関係についての研究, 浜松労災病院学術年報, 2005:129-131, 2006.

16)┄┄加茂清美ほか：足部温罨法が腸蠕動に及ぼす影響―温罨法と足浴の比較検討より, 日本看護学会論文集 看護総合, 37:179-181, 2006.

17)┄┄松本晃子：患者さんに「気持ちいい」と言われるケアを求めてがんばる日々, コミュニティケア, 7(1):18-19, 2005.

18)┄┄藤好未陶ほか：新学習指導要領に対応した新しいスタイルの小学校歯科保健学習の検討, 口腔衛生学会雑誌, 53(5):608-610, 2003.

19)┄┄大田聡子ほか：安価で有効なじょくそう予防マットの作成, 全国自治体病院協議会雑誌, 43(8):1136-1137, 2004.

20)┄┄江上京里：「気持ちいい」の次に何が起こるのか？ EB Nursing, 8(4):420-427, 2008.

21)┄┄矢野理香ほか：「あー気持ちいい」を引き出す看護現象―4事例を通して, EB Nursing, 8(4):404-410, 2008.

22)┄┄酒井桂子ほか：健康な女性に対するタクティールケアの生理的・心理的効果, 日本看護研究学会雑誌, 35(1):145-152, 2012.

23）── 縄 秀志：看護現象における「気持ちいい」は概念化が可能か? EB Nursing, 8（4）： 412-418, 2008.

24）── 縄 秀志：看護実践における"comfort"の概念分析, 聖路加看護学会誌, 10（1）：11-22, 2006.

25）── 鎌田 正, 米山寅太郎：新漢語林 第2版, 大修館書店, 2011.

26）── 濱 治世ほか：感情心理学への招待──感情・情緒へのアプローチ, p.1-10, サイエンス社, 2001.

27）── 岩下豊彦：心理学, p.548, 金子書房, 1999.

28）── 中島義明ほか編：心理学辞典, p.144, 有斐閣, 1999.

29）── 小川捷之編：臨床心理用語事典 用語・人名篇, 現代のエスプリ別冊, p.55-56, 至文堂, 1981.

30）── 上鶴重美ほか：わが国における看護共通言語体系構築に関する研究, 2002. http://icnp.umin.jp/~icnp/index.html

31）── 日本看護科学学会 第4期看護学学術用語検討委員会（委員長：薄井坦子）編：看護学 学術用語, p.6-7, 1995.

32）── 小森ひとみほか：冠状動脈疾患集中治療室入室患者が「快」と感じたこと, 日本看護 学会論文集 成人看護I, 34：70-72, 2003.

33）── 水口奈緒美ほか：術後の血栓予防に間欠的加圧装置を使用した患者の快・不快に関 する調査, 整形外科看護, 10（11）：1083-1086, 2005.

34）── 天野清子, 向井寛美：集団での足浴が患者と看護者にもたらした変化の検討──快い かかわりを関係作りのきっかけとして, 日本精神科看護学会誌, 45（1）：60-63, 2002.

35）── 山崎京子ほか：肺癌末期患者の"快なる状態"づくりへの援助──KOMIチャート上の"変 化"と"役割"の項目に着目して, 綜合看護, 32（3）：52-67, 1997.

36）── Kolcaba, K.Y., Kolcaba, R.J.: An analysis of the concept of comfort, Journal of Advanced Nursing, 16: 1301-1310, 1991.

37）── Kolcaba, K.: Comfort Theory and Practice: A Vision for Holistic Health Care and Research, p.4, Springer Publishing Company, 2003.

38）── 佐居由美：看護実践場面における「安楽」という用語の意味するもの, 聖路加看護大学 紀要, 30：1-9, 2004.

39）── 佐居由美：看護における「安楽」の定義と特性, ヒューマン・ケア研究, 5：71-82, 2004.

40）── 金井一薫：患者にとっての「安楽」とは, その本質と概念──"comfort"という言葉をめぐっ て, 綜合看護, 31（2）：17-28, 1996.

41）── 佐藤紀子：安楽──comfortについて, 看護技術, 44（15）：1603-1607, 1998.

42）── 佐居由美：看護師が実践している「安楽」モデルの検証, ヒューマン・ケア研究, 9：30- 42, 2008.

43）── 佐居由美：和文献にみる「安楽」と英文献にみる「comfort」の比較──Rodgersの概念 分析の方法を用いている日米2つの看護文献レビューから, 聖路加看護大学紀要, 31：1-7, 2005.

44）── 大内 隆, 森田敏子：苦痛や不安を伴う事例における「安楽」概念の分析, 日本看護福 祉学会誌, 11（2）：75-86, 2006.

Ⅱ 方法論の探求

　文献検討の結果、「気持ちいい」はこの10数年間、他の概念に置き換えられたり、ケアの結果や効果として位置づけられてきたことがわかった。さらに患者は、看護師のケアの提供に対して、それを受ける人という視点でとらえられてきており、当事者としての患者の「気持ちいい」の体験を探求するには、現象学的アプローチが適切であると考えた。

　しかし、具体的な事象において、現象学的な探求をどのように進めることができるか、さらに、現象学自体が多様な視点をはらむ思想運動であるため、本研究で探求しようとしている患者の「気持ちいい」体験において、いかなる視点が求められうるのかを検討する必要があると考えた。

　そこで、研究計画の作成に当たって2週間のフィールドワークを行い、本研究における探求の方法を多角的に検討した。

■■■ 1　フィールドワーク

　日常生活の身体的なケア（全身清拭、洗髪、足浴等）場面の観察を通して、患者が「気持ちいい」という言葉を用いる状況があるかどうかを確認し、ある場合は患者に「気持ちいい」について語ってもらい、現象学的アプローチでどのように探求することが可能であるかを検討した。

　フィールドワークの分析から、「気持ちいい」（文脈変化に伴う「気持ちよさそう」「いい気持ち」を含む）は、物としての「身体」/それを感じる「精神」としてあるのではなく、あるいは、看護師/患者、ケアする者/される者という主体/客体としてあるのではなく、その場で起こっていること、つまり関係それ自体の在りようを探求することによって、その体験の成り立ちや意味が見出されると考えられ、その二項対立の手前にある主体や実存としての身体の体験という視点を手がかりに探求する必要性が示された。

　よって本研究では、「心的なもの」と「生理的なもの」、「対自（対象化されることのない純粋な認識主観）」と「即自（対自のような主観によって対象化されうるもの）」といったデカルト的な二分法を乗り越え、それらが接合しうる「地」を、客体化認識に先だつ知覚体験によって生きられているがままの場を「生きられる世界」として、現象の探求を行った。そして、人間存在を、あくまで身体によって世界に内属している身体的実存として、行動の主体とし

220　　Appendix[付記]

てとらえることにより、他者経験の問題に新たな解決を与えようとしたメルロ゠ポンティの思想を手がかりにすることで、患者にとっての「気持ちいい」体験の在りようが探求できるものと考えた。

2 インタビュー方法の検討

ケアの後のインタビューにおいて、「先ほど、気持ちいい（「いい気持ち」などの語形変化する表現も含む）とおっしゃっていましたが、どんな感じでしたか」と患者に語りかけたところ、4人全員から病いやケアを受けたときの状況を含んだ語りが得られた。よって本研究においても、患者が「気持ちいい」について語っていく中で、病いやケアを受けた状況についても合わせて検討することで、より「気持ちいい」の現象を探求できるものと考えた。

そのため、最初の質問を「先ほど、気持ちいい（「いい気持ち」などの語形変化する表現も含む）とおっしゃっていましたが、どんな感じかそのときの状況も含めてお話ししていただけますか」とすることとした。また、「気持ちいい」は病いの体験とは切り離して探求することができないため、病いについて語られそうにない場合には、適宜、病いの状況についても尋ねていくこととした。

患者とのインタビューにおいては、1回目は互いの緊張があったり、また、インタビュー中に、研究課題以外に関する関心事について話したいことがあったりするため、1～2回程度では「気持ちいい」体験についての十分な語りが得られず、3回以上は必要であると感じた。

また、本研究において、客体化認識に先だつ知覚体験によって生きられているがままの現象を探求していくためには、インタビューの工夫が必要であると感じた。具体的には、インタビューの際に「～とはどういうことですか」と患者に質問すると、患者はその現象をあるがままに語ることとは離れて、その事象についての説明を始めてしまう。よって、客体化認識の手前の知覚体験に近づくためには、説明を求める質問のスタイルではなく、自由な語りをうながすよう、患者が語った語尾を研究者が重複するようにして語り直したり、相手に合わせるように頷くなどのかかわりを通してインタビューを行うことが大切であると考えた。

3 現象学的アプローチ方法の選択

前述の概念分析から、「気持ちいい」は"その状況""その文脈"において患者本人が「いい状態、感覚、感触」ということを直接的に体験するようにしか規定することのでき

ない特徴があり、また、ケアの場という患者と看護師の交わりのある場でその事象の現れを探求するには、看護師はケアをする人、患者はケアをされる人といった二項対立の方法論以外の方法が必要であることが示された。さらに、患者という病いの状況にある人の「気持ちいい」を探求するには、気持ちいいを単に痛みや不安がないものとしてはじめから対置してしまっては、その事象の成り立ちはみえてこないと思われた。

　本研究は、ケアの場における患者の「気持ちいい」の体験を記述することを目的としているため、現象学的アプローチを用いることとした。現象学は、20世紀初頭にフッサールによって創始され、「現象学運動」と呼ばれる一大思想を巻き起こした現代哲学の主潮流の1つである。現象学と呼ばれる哲学は、一般的に物事、人々が様々な「意味」を帯びて経験されることを「現象」としてとらえたうえで、そうした現象がいかにして生じるのかを問うものである。

　今まで「気持ちいい」は、看護の核心ではないか、と言われるほど、看護にとって重要な現象であるとされてきた。また患者の「気持ちいい」は、ケアの場において、看護師にとっても、自分が援助を提供したことに対して、率直に喜びを感じるものでもあるとされてきた。そして「気持ちいい」は、患者と看護師の人間関係が急激に深まり、信頼を得るという側面があるといわれてきた。しかしながら、その検討方法は、今までケアの結果または効果として、また、看護師はケアを施行する人、患者はされる人というとらえ方が前提として研究がなされてきたため、当事者である患者の体験は探求されてこなかったのである。

　フィールドワークから、「気持ちいい」（文脈変化に伴う「気持ちよさそう」「いい気持ち」を含む）体験は、その病いをもった身体やケアに関与している他者と共につくり出されている状況を表裏一体として含み込む形で、ケアという場において立ち現れてくるような現象であることがわかった。また、「気持ちいい」は、物としての「身体」/それを感じる「精神」としてあるのではなく、あるいは主体/客体としてあるのではなく、その二項対立の手前にある主体や実存としての身体の体験として探求する余地が十分にあることが示された。

　以上より、「気持ちいい」という患者の体験を探求するためには、物と心、あるいは肉体と精神、看護師と患者、あるいはケアをする人とケアをされる人、あるいは自己と他者という二項対立を無効にし、いっさいの分析に先だって、すでにそこにある世界の体験そのものという生きられた体験への還帰を求めたメルロ゠ポンティの思想を視座とすることが要請されるのではないかと思い至った。様々な対人関係を取り結ぶ主体としての自我

を身体と規定し、人間的主体を身体とみる考えは、メルロ゠ポンティが終始もち続けてきたものであり、そうした身体的主体、身体的実存の関係性としてとらえ直すことで、患者の「気持ちいい」体験をより豊かに探求できると考えたのである。

〈参考文献〉

1) 木田 元：メルロポンティの思想, 岩波書店, 1989.

2) Merleau-Ponty, M.（竹内芳郎, 小木貞孝訳）：知覚の現象学1, みすず書房, 1967. Phénoménologie de la Perception, Gallimard, 1945.

3) 伊藤和弘： M.メルロ゠ポンティの現象学的アプローチ─「知覚」論を中心に, 看護研究, 23（5）：11-18, 1990.

4) Merleau-Ponty, M.（竹内芳郎ほか訳）：知覚の現象学2, みすず書房, 1974. Phénoménologie de la Perception, Gallimard, 1945.

5) 篠 憲二：現象学の方法. 講座・現象学2 現象学の基本問題（木田 元ほか編）, p.340-369, 弘文堂, 1980.

6) 榊原哲也：現象学とは何か─看護ケア理論における現象学的アプローチの理解のために, 緩和ケア, 17（5）：386-390, 2007.

7) Husserl, E.（長谷川宏訳）：現象学の理念, 作品社, 1997.

8) 木田 元ほか編：現象学事典, 弘文堂, 1994.

9) 木田 元：現象学, 岩波書店, 1970.

10) Valle, R.S., King, M. : Existential-phenomenological alternatives for psychology, Oxford University Press, 1979.

11) Marilyn, A.M.：看護現象研究のための哲学的方法. 看護における質的研究（Leininger, M.M.［近藤潤子, 伊藤和弘監訳］）, p.106-120, 医学書院, 1997.

12) 南 裕子編：看護における研究, 日本看護協会出版会, 2008.

13) Oiler, B. : Phenomenology: The method. *In* Nursing Research: A Qualitative Perspective（Munhall, P.L.）, p.126-128, National League for Nursing Press, 1993.

14) Oiler, C. : The phenomenological approach in nursing research, Nursing Research, 31（3）: 178-181, 1982.

15) Omery, A. : Phenomenology: a method for nursing research, Advances in Nursing Science, 5（2）: 49-64, 1983.

16) Streubert, H.J., Carpenter, D.R. : Qualitative Research in Nursing: Advancing the Humanistic Imperative, Lippincott, 1995.

17) 立松弘孝：現象学の方法. 前掲書[5], p.1-45.

III 研究の具体的な方法

■■■■ 1　データ収集期間および収集場所

1■データ収集期間
2009年7月13日〜 2010年3月24日（約8か月半）

2■データ収集場所
総合病院：看護ケアの継続性、個別性、セルフケア能力の向上を基本コンセプトとし、患者の生活の質（Quality of Life）の向上を目指し、看護の専門性を発揮できるような体制づくりや院内教育が充実している病院。

ア　内科・外科混合病棟

　　勤務する看護師総数：26人　　　病床数：35床

　　看護体制：チームナーシング（一部受け持ち制）、2交代制

イ　内科病棟

　　勤務する看護師総数：26人　　　病床数：35床

　　看護体制：チームナーシング（一部受け持ち制）、2交代制

■■■■ 2　研究協力者

1■患者

　文献検討の結果、「気持ちいい」は特定の疾患患者に有する現象ではなく、様々な疾患の患者においても主題となることが明らかにされたため、特に疾患上の条件を設けず、以下の条件を満たした20歳以上の患者とした。

　　①入院中の患者で、日常生活のケア（清潔にする、温める、マッサージする、身体を動かす、等）が必要とされている。

　　②質問内容を理解し、会話で答えることが可能（精神疾患の患者は除く）で、研究の許可、または中止について意思表示ができる。

　本研究に同意いただいた患者数は10人であったが、病状の早期回復により研究途中で看護師のケアが必要ない状況等、十分な語りが得られない者を除いた結果、研究目的にかなった3人の研究協力者について記述した。

2 研究の承諾が得られた患者のケアに携わる看護師・看護助手

　研究者が看護師から患者へのケアの説明場面や実施場面等に参加観察し、その場における患者と看護師の対話内容をデータとするため、研究の承諾が得られた患者のケアに携わる看護師・看護助手（ケアを補助する助手）に研究への参加の依頼を行った。

　研究に同意いただいた看護師・看護助手数は13人であったが、実際にケア場面に参加し、データを用いた看護師・看護助手数は計7人であった。

①内科・外科混合病棟の看護師

　看護師数：5人、勤務年数：3か月～ 11年2か月（平均勤務年数3年11か月）

②内科病棟の看護師・看護助手

　看護師数：1人（ケア専属看護師として勤務）、勤務年数：12年5か月

　看護助手数：1人、勤務年数：8年3か月

3　研究協力者と知り合う手順と研究依頼の方法

1 患者

①病棟の責任者（師長）と相談のうえ、選定条件に合った患者を選んだ。

②病棟の責任者もしくは担当の看護師から患者に、研究者に紹介してよいかの承諾を得た。

③患者から紹介の承諾が得られたら、研究者が自ら文書を用いて、研究の目的と方法、内容、倫理的配慮を説明し、研究への協力を依頼した。

④研究への同意が得られた場合は、研究への協力同意書に署名をしていただくとともに、研究協力断わり書について説明し、手渡した。研究への協力同意書［患者保管用］は患者自身で保管していただくよう説明した。研究への協力同意書［研究者保管用］は研究者が保管した。

2 研究の承諾が得られた患者のケアに携わる看護師・看護助手

①研究者が自ら文書を用いて、研究の目的と方法、内容、倫理的配慮を説明し、研究への協力を依頼した。

②研究への同意が得られた場合は、研究への協力同意書に署名をしていただくとともに、研究協力断わり書について説明し、手渡した。研究への協力同意書［看護師保管用］は看護師・看護助手自身で保管していただくよう説明した。研究への協力同意書［研究者保管用］は研究者が保管した。

III　研究の具体的な方法

■■■■ 4 データの収集方法

1■基礎情報の収集

　患者の情報は、診療録より、氏名、性別、年齢、疾患名、病状、入院日数、予定されているケア内容を収集した。看護師・看護助手の情報は、氏名、性別、年齢、勤務年数を収集した。

2■参加観察

①研究者は、主に患者の日常生活のケア（清潔にする、温める、マッサージする、身体を動かす、等）が予定されている日に担当の看護師・看護助手と共に病室へ同行し、参加観察した。その日の担当看護師に患者がインタビューできる状況かなども含めて調整を行った。患者と看護師・看護助手の対話内容は、許可のもと、ICレコーダーなどに録音した（担当した看護師が研究参加に同意していない場合はデータとしない）。

②ケアにおいて患者が実際に「気持ちいい」と言葉を発したとき、または、研究者から見て、患者が「気持ちいい」と感じていそうかどうかも観察し、ノートへ記録した。患者が「気持ちいい（「いい気持ち」などの語形変化する表現も含む）」と言葉で発した場合、あるいは、研究者から見て「気持ちいい」と感じていそうな場合は、ケア後にインタビューを行った。

3■患者へのインタビュー

a. インタビューの際の患者への声のかけ方

❶ケアの際に患者が「気持ちいい（「いい気持ち」などの語形変化する表現も含む）」と言葉で発した場合

　最初の質問を「先ほど、気持ちいい（「いい気持ち」などの語形変化する表現も含む）とおっしゃっていましたが、どんな感じかそのときの状況も含めてお話ししていただけますか」とすることとした。

❷ケアの際に、患者は実際には「気持ちいい」を言葉で発してはいないが、観察により「気持ちいい」と感じていそうな場合

　最初の質問を「先ほどのケアを受けて、どんな感じかそのときの状況も含めてお話ししていただけますか」とすることとした。

　また、プレスタディより、「気持ちいい」は病いの体験とは切り離して探求することができないことがわかったため、❶❷の場合ともに、適宜、病いの状況について尋ねていくこととした。

b. インタビューの時間と回数

インタビューの回数は、フィールドワークの結果より、回数を重ねることにより患者が言いたいことを率直に語れるようになることが判明したため、様々な状況・文脈において語られるまで行うことにした（3回以上。1回につき30分〜とし、患者に負担のない程度とする）。ただし、インタビューを繰り返しても語り自体が得られないような場合は中止とした。

適宜、対話も行った。インタビューや対話の内容は、患者の許可のもと、ICレコーダーなどに録音した。

❶参加観察およびインタビューの総時間数とデータ収集日数

[A氏] 総時間数：15時間25分、データ収集日数：3日間（参加観察およびインタビュー3日）

[B氏] 総時間数：11時間45分、データ収集日数：5日間（参加観察およびインタビュー4日、
インタビューのみ1日）

[C氏] 総時間数：10時間55分、データ収集日数：5日間（参加観察およびインタビュー4日、
インタビューのみ1日）

❷参加観察場面

[A氏] 1日目…モーニングケア、全身清拭

2日目…全身清拭、洗髪

3日目…全身清拭

[B氏] 1日目…（内視鏡検査に行く場面）

2日目…全身清拭

3日目…モーニングケア

4日目…シャワー浴

[C氏] 1日目…全身清拭

2日目…手浴、足浴

3日目…エレベーターバス

4日目…足浴を併用した全身清拭

（＊本書では、A氏＝樋口さん、B氏＝有馬さん、C氏＝菅原さん、とした。）

c. インタビューの場所

インタビューの場所は、本人と相談し、病室で行った。

■■■■■ 5 データの分析方法

データの分析は、メルロ゠ポンティの現象学的な視座を手がかりにしながらデータに向き合い、記述していった。具体的には以下のように分析を行った。

① 記録またはインタビューデータをおこしたものを読み、その全体の印象を何度も繰り返してつかむ。

② 研究課題に直接関係する文章を抜き出す。

③ 抜き出した文章から浮き上がる意味を系統立ててゆく。この際には、元のデータに忠実でありながら、創造的に洞察していく。

④ 個々の記述について、②と③を行う。次に、③から浮き上がった意味をいくつかのテーマへと系統立てていく。

　ア）抽出されたテーマが妥当であることを確認するために、テーマ群を、元の記述に戻って照らし合わせる。

　イ）この段階では、テーマ同士の間に矛盾がみつかるかもしれないが、納得のいかないデータやテーマを無視しないようにする。

⑤ 現象について構造を特定するように記述を行う努力をする。

■■■■■ 6 妥当性の確保

インタビュー中に、患者の言葉を繰り返したり、わかりやすく言い換えたり、確認することによって、研究者の解釈についての患者の反応をていねいにみていった。

また、データ収集、分析の段階で適宜、現象学を手がかりとした研究法に精通した研究者からのスーパービジョンを受けることを通して、得られた情報の分析の妥当性を図った。

■■■■■ 7 倫理的配慮

本研究では、語られた内容をデータとするため、特にプライバシーへの配慮に十分留意し、研究を遂行した。

1■■ 研究協力に同意を得る方法

研究協力の依頼に関しては、研究者自身で文書および口頭で内容の説明を行った。その際、研究への不参加や研究途中での参加の中止は自由に行うことができ、患者に関しては、今後の入院生活への影響はないことを説明した。看護師・看護助手に関しては、今後の業務等に影響はないことを説明した。

研究の承諾が得られた方には、研究同意書へサインしていただいた。その際に、いつでも自由に研究協力の撤回ができるよう、研究協力断わり書を手渡した。研究協力断わり書は研究者以外の者（病棟の看護師、責任者など）を通じても渡せることを伝えた。

2　プライバシーの確保

研究協力者の情報および収集した内容は本研究の目的のみに用い、また収集時から公表時に至る全過程においてすべて匿名性を徹底し、個人の特定につながる情報の記載を避けて個人が特定されないように配慮した。

記録媒体に録音・保存した内容、ノート、逐語録は、常に施錠した場所に保管した。記録媒体はパスワード設定や暗号化等を行い、不用意に持ち歩かないようにした。

研究終了後は、音声を消去し、匿名化した資料のみ保管した。

3　患者の負担の軽減

インタビュー前には、その日の患者の状態について事前に担当看護師よりアドバイスを受けた。インタビュー中に患者の体調の変化がみられた事例はなかった。

4　研究者の準備状況

本研究のフィールドワークおよびプレスタディを終了し、分析やインタビューの技法が備わっていた。現象学的な方法に関しては、適宜、現象学的研究会に参加し、研鑽を積んでいる状況であった。

また、過去に一般病棟にて病棟看護師として5年間勤務経験があった。

5　研究結果の公表の仕方

研究結果の公表に関しては、博士論文としての公表があること、その後、学会や学術論文、書籍へ公表する場合があることを説明し、承諾を得た。

おわりに

　まずは、入院生活というつらい状況の中で、研究に協力いただくことを
快くお引き受けいただいた患者様に感謝申し上げたい。データ収集中に
ある患者様から「自分を鬼にしてまでやり通すこと」、「路線の変更をし
ないこと。路線についても周りに相談すること」、「こうなんだってところま
で疑問を残さない」等々の励ましをいただいた。これは自身にとって大切
な言葉として、今なお生きている。また、ケア実践の参加観察を快くお引
き受けくださった看護師（助手）の皆様、そして、患者選択のたびに時間を
とっていただき、情報提供をしてくださった看護長、主任の皆様に感謝申
し上げるとともに、連絡先変更にて、書籍化に関しての連絡がとれなかっ
た方々には、この場をお借りし、御礼を申し上げたい。

　元・聖路加国際大学の指導教授（現、三重県立看護大学理事長・学長の菱
沼典子先生）は、論文作成が滞っている状況を、長い間、本当に忍耐強く
「待って」「見守って」くださった。面接では、書き上げることが困難で、く
じけそうになる私の姿を見て、「今、書き上げないとしたら、あと半年経て
ば書けるものかしら？」と、そっと励ましてくださった。そのときの先生の言
葉に押されるように、「書けるのは、今しかない」という思いを駆り立てて、
博士論文提出に至った。心から御礼申し上げたい。

　首都大学東京大学院人間健康科学研究科教授の西村ユミ先生には、
本研究に多大なるご助言をいただき、誠に感謝申し上げたい。博士後期
課程の学生の頃、哲学書をひも解いても難解で、現象学がどのようなもの
かわからなく、立ち往生していた際に、2008年11月の「新たな身体の哲
学の構築に向けた国際的研究」の国際学会で西村先生がご発表されるこ
とを知った。以前、生理学的な測定を研究方法に取り入れていらっしゃっ
た先生が、その後、現象学的看護研究をされているお姿に、同じ境遇を
たどった自身の姿を重ねた。すがるような思いで参加し、学会後の帰り道、
蕎麦屋で研究について相談をさせていただいた。そのことが契機となり、
2009年2月から大阪で開催された現象学的研究に関する学習会（後に臨
床実践の現象学研究会、現・臨床実践の現象学会）に参加する機会を与えてい

ただき、そこでの多くの臨床の方々、研究者の方々との議論を通して、自身のものの見かたに変化をもたらせていただいた。感謝申し上げたい。

また今回の書籍化にあたり、主に現象学関連の記述について、哲学者の榊原哲也先生、杉本隆久先生にお目通しを頂いた。御礼申し上げたい。

そして、研究論文作成、書籍化を静かに見守ってくれた姉に「ありがとう」を伝えたい。博士論文および本書の記述を通して、研究協力者の方々の体験がありありとよみがえるとともに、自身もその「気持ちいい」体験を味わうという充実した感覚にどっぷりと浸らせていただいた。

聖路加国際大学名誉教授・日本看護協会出版会代表取締役社長の井部俊子先生および同編集部の方々に対して、博士論文の内容を世に送り出す機会をいただいたことに感謝の念が堪えない。

博士論文とは、多くの人々の協力があって成り立っているものだとつくづく思う。

論文作成に伴い、現象学という哲学の世界に足を踏み入れてみると、個性ある人々と触れ合うことができ、とても新鮮であった。現在は少し足が遠のいてはいるが、どんな議論が展開されるのかワクワクした気持ちをもちつつ研究会の場に行くのであるが、その気持ちとは反するかのように、あまりにも緻密で鋭い思考をもつ哲学者の発言に圧倒されたりもした。しかし、議論の最中のちょっとした隙間に、その哲学者の控え目さや、答えがまだ出ていない問いに対して苦渋しながらも発言されるお姿を拝見し、同じ研究者として、それぞれ専門は違うものの、看護の研究者も「現象の探求」という熱い思いは互いに変わらないと感じたのである。

島田 多佳子

シリーズ【看護の知】

いかにして患者の
「気持ちいい」は生まれるのか

2017年10月1日　第1版第1刷発行　〈検印省略〉

著者──────島田　多佳子
発行──────株式会社 日本看護協会出版会
　　　　　　〒150-0001　東京都渋谷区神宮前5-8-2
　　　　　　日本看護協会ビル4階

　　　　　　〈注文・問合せ/書店窓口〉
　　　　　　[TEL] 0436-23-3271
　　　　　　[FAX] 0436-23-3272

　　　　　　〈編集〉
　　　　　　[TEL] 03-5319-7171
　　　　　　http://www.jnapc.co.jp

ブックデザイン──鈴木一誌＋山川昌悟＋下田麻亜也
イラスト──────楠木雪野
印刷──────日本ハイコム株式会社

本書の一部または全部を許可なく複写・複製することは
著作権・出版権の侵害になりますのでご注意ください。

ⓒ2017　Printed in Japan　　　ISBN 978-4-8180-2062-7